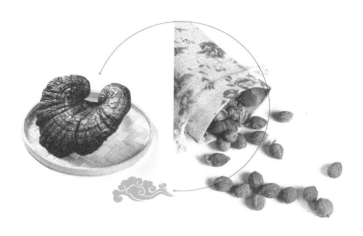

U0397056

实用中医
药膳食谱

广西中医药大学第一附属医院 ／ 编

江涛 ／ 主编

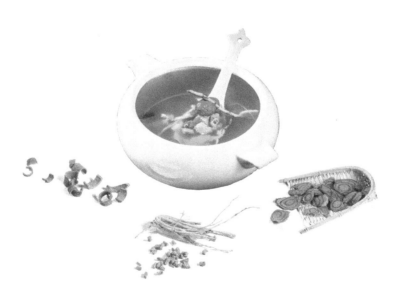

广西科学技术出版社
·南宁·

图书在版编目（CIP）数据

实用中医药膳食谱/广西中医药大学第一附属医院
编；江涛主编 . — 南宁：广西科学技术出版社，2022.4（2024.1 重印）
ISBN 978-7-5551-1773-5

Ⅰ . ①实⋯ Ⅱ . ①广⋯ ②江⋯ Ⅲ . ①药膳 Ⅳ . ① R247.1

中国版本图书馆 CIP 数据核字（2022）第 046717 号

SHIYONG ZHONGYI YAOSHAN SHIPU

实 用 中 医 药 膳 食 谱

广西中医药大学第一附属医院　编

江涛　主编

责任编辑：何杏华　陈诗英　陈剑平	助理编辑：秦慧聪
责任印制：韦文印	装帧设计：韦娇林
责任校对：夏晓雯	设计助理：吴　康

出　版　人：卢培钊

出　　　版：广西科学技术出版社

社　　　址：广西南宁市东葛路 66 号　　　　　　邮政编码：530023

网　　　址：http://www.gxkjs.com

印　　　刷：北京虎彩文化传播有限公司

开　　　本：787mm×1092mm　1/16

字　　　数：100 千字　　　　　　　　　　　印　　张：8

版　　　次：2022 年 4 月第 1 版

印　　　次：2024 年 1 月第 3 次印刷

书　　　号：ISBN 978-7-5551-1773-5

定　　　价：56.00 元

《实用中医药膳食谱》
编委会

Bianweihui

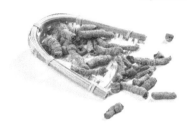

主　　编：江　涛

副 主 编：黄　琛　黄　敏　胡跃强

编　　委：曾　英　龙晓静　张露艺　李美康

　　　　　程纬民　韦璐莹　林燕华

摄　　影：梁芝华

药膳制作：黄海园　唐宏标　兰　高　黄炳新

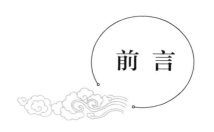

前 言

中国医学历来重视饮食在养生保健和疾病防治中的重要作用，"药食同源"是几千年来人们对食物维护身体健康作用的朴素认识。"药膳"一词，最早见于《后汉书·列女传》："母恻隐自然，亲调药膳，思情笃密……"早在2400多年前，《黄帝内经·素问·脏气法时论》中就明确指出要"五谷为养，五果为助，五畜为益，五菜为充。气味合而服之，以补精益气"，奠定了食疗理论基础。《金匮要略》所载"当归生姜羊肉汤"等药膳名方，更是兼具美味与功效的代表。随着社会发展，"药膳"已经成为一个特定术语，它是在中医药及民族医药理论指导下，将部分天然药物与食物进行合理配伍，采用传统或现代烹调技术制作而成的具有色、香、味、形、效的食品。它不仅能果腹充饥，满足人们对美食的追求，还具有增强体质、调节功能、养生防病、促进康复等功效。

近年来，随着生活水平的提高，人们对健康、美食都有了更高的要求，药膳食疗流行甚广。但由于缺乏科学培训、配方标准及制作规范等，出现配方随意、效果不明、市场混乱等问题。针对这一现状，在广西壮族自治区中医药管理局的支持指导下，我们广西中医药大学第一附属医院依托院内强大的中医药、壮瑶医药专家阵容，组建医药专家、注册营养师、烹饪大师等组成的专家团队，通力协作，整理、开发了一批美味与功用兼备的药膳美食。

在此，我们精心挑选了52道配伍合理、制作方便、功用明确、美味可口的药膳结集成《实用中医药膳食谱》一书，以图谱形式呈现给广大读者。本书图文并茂，内容通俗易懂，突出实操、实用、美观、美味的特点，详细介绍了52道药膳的组方、制作、功用及方解并配以实物照片。书中收录的药膳侧重使用传统补养中药中的药食同源物质，如肉桂、罗汉果、赤小豆等，以及民间食用已久的药物牛大力等，安全有保障；根据中医药、壮瑶医药理论进行组方，由中医药、壮瑶医药专家担任主审，功用明确；以常见食材为载体，由广西烹饪大师、注册营养师协同制作成融色、香、味、形、效于一体的精致美食，家宴商务两相宜。书中展示的所有成品都经过多次试制，直至食材与药物完美结合，且口感、功用、造型稳定后，总结出详细制作方法，配以专业摄影师拍摄的实物照片，达到真正易于实践操作、方便实际应用的目的。本书出版后，希望能为大众健康养生提供参考，成为药膳爱好者的好帮手。

囿于水平、经验等，疏漏之处在所难免，恳请有识之士批评指正。药膳是中华民族的瑰宝，愿大家都能合理使用药膳，获百年康健！

编者

2022 年 1 月

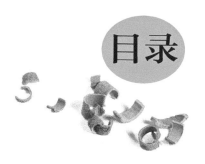

目录

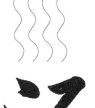

汤 *Tang*

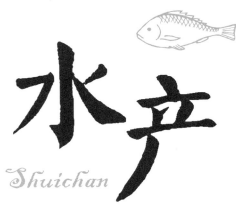

水产

Shuichan

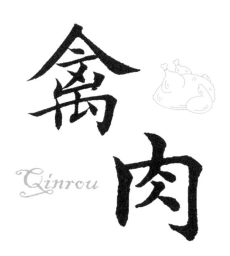

禽肉

Qinrou

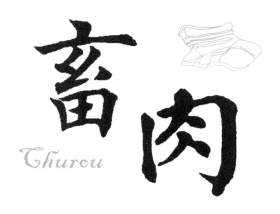

畜肉

Churou

主食

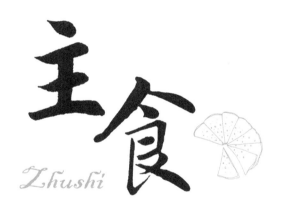

Zhushi

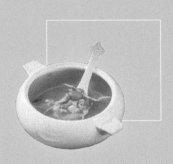

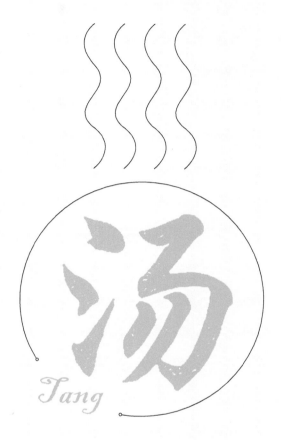

Tang

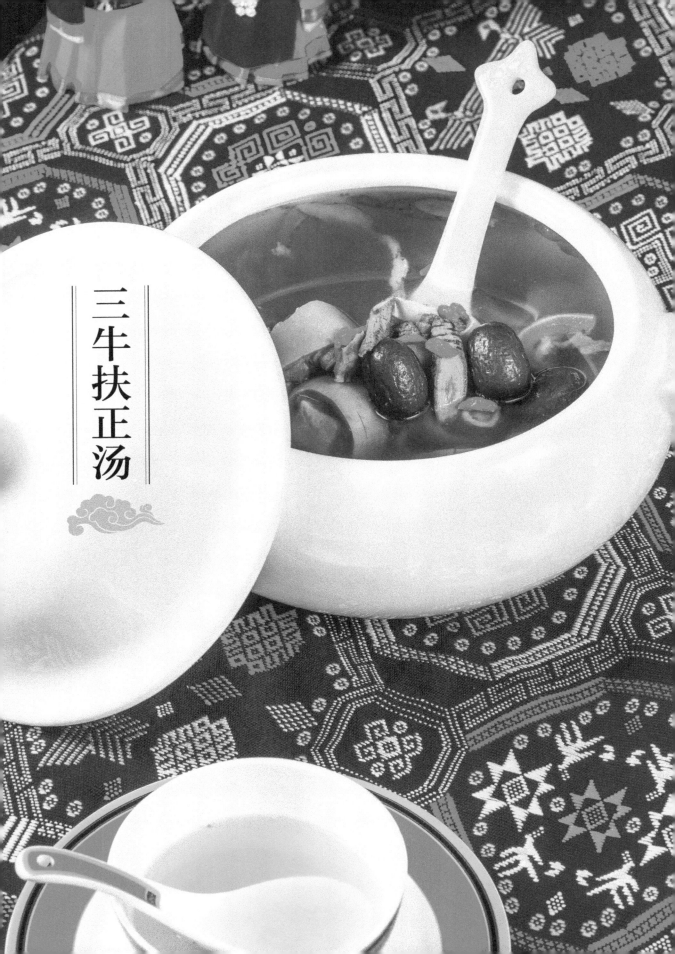

三牛扶正汤

原料	牛尾1条约1000克，牛大力20克，牛膝10克，大枣、枸杞子、生姜、料酒、盐适量。
制作	牛尾洗净砍块，焯水备用。砂煲加适量水，再放入所有原料，用大火煮沸，改小火煲2小时，适当调味，即可。
功用	补肝肾，强筋骨。
方解	三牛扶正汤具有补肝肾、强筋骨之功用。方中壮药牛大力味甘，性平，益肾补虚，强筋活络；牛膝味苦，性平，通泄缓补，补益肝肾，强筋健骨。适用于肾阳虚所致腰膝酸痛、筋骨无力者。

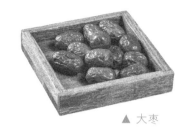

▲ 大枣

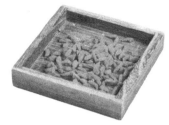

◀ 枸杞子

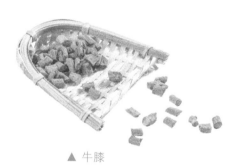

▲ 牛膝

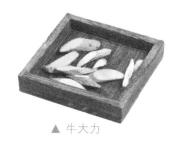

▲ 牛大力

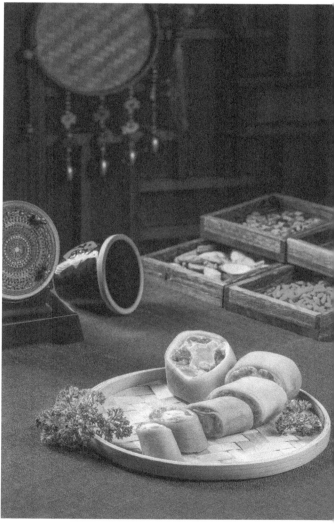

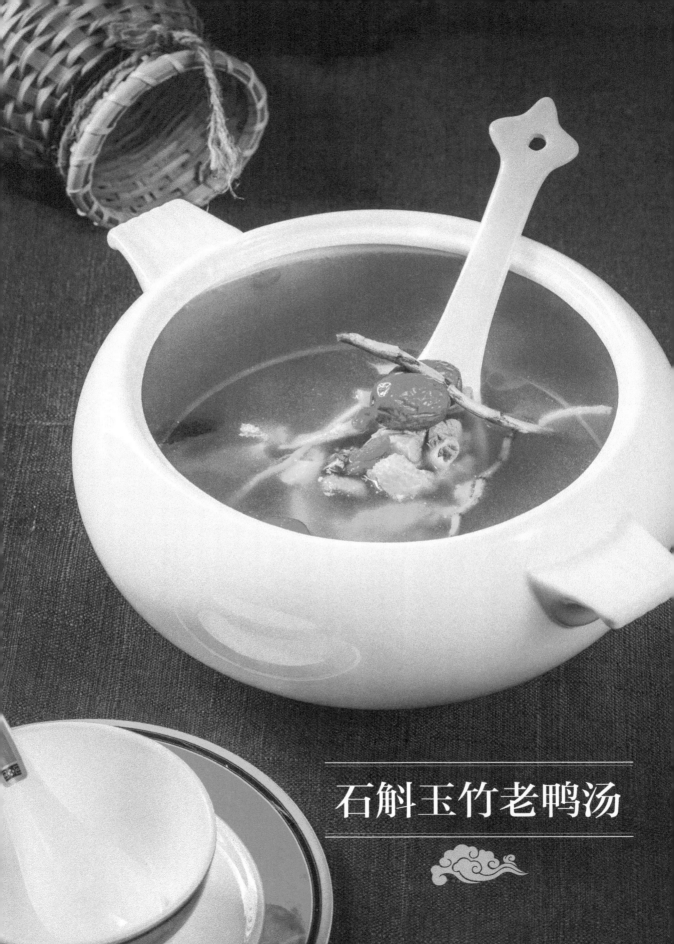

石斛玉竹老鸭汤

原料　老鸭半只约 750 克，石斛 15 克，玉竹 15 克，大枣、枸杞子、盐适量。

制作　老鸭洗净砍块，焯水备用。砂煲加适量水，再放入所有原料，用大火煮沸，改小火煲 1.5 小时，适当调味，即可。

功用　养阴清热，润燥生津。

方解　石斛玉竹老鸭汤具有养阴清热、润燥生津之功用。方中玉竹甘润，既养肺胃之阴，又清肺胃之热；石斛味甘，性微寒，既长于滋胃阴，又滋肾阴、降虚火；老鸭滋阴降火。适用于肺肾阴虚、干咳久咳、消渴、胃阴不足、虚火上炎者，亦为秋季养生之佳品。

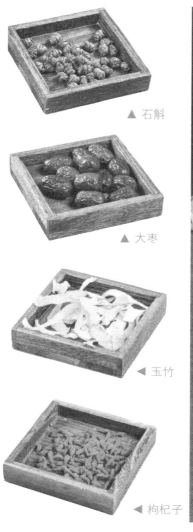

▲ 石斛

▲ 大枣

◀ 玉竹

◀ 枸杞子

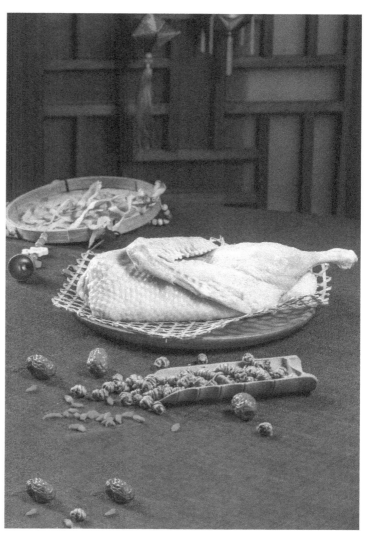

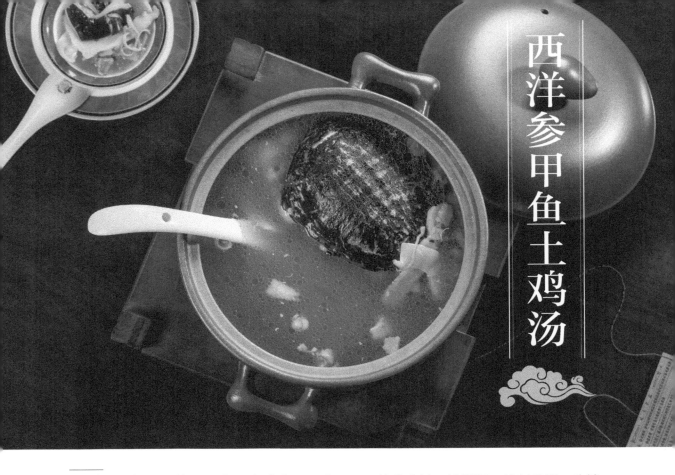

西洋参甲鱼土鸡汤

原料 甲鱼 1 只约 750 克，土鸡半只，南瓜 150 克，虫草花 10 克，山药 30 克，西洋参 10 克，黄芪 10 克，桂圆 10 克，枸杞子 10 克，生姜、料酒、盐适量。

制作 甲鱼、土鸡洗净砍块，焯水备用。山药切厚片，药材洗净后温水浸泡 10 分钟。南瓜切片，上蒸笼隔水蒸 30 分钟后取出，加水打成南瓜汁做汤底。砂锅内放入所有原料，加适量水，大火煮沸，改小火煲 1 小时，适当调味，即可。

功用 滋阴补肾，益气生津。

方解 西洋参甲鱼土鸡汤具有滋阴补肾、益气生津之功用。方中西洋参味甘、微苦，性凉，补气养阴，清热生津；黄芪味甘，性微温，补气升阳，生津养血；山药补脾肾，生津益肺；桂圆补益心脾，养血安神；枸杞子健脾，养肝血；血肉有情之品的甲鱼，协助滋阴补肾之余，尚能退虚热。适用于阴虚、气虚、血虚体质者。

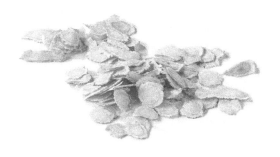

▲ 西洋参

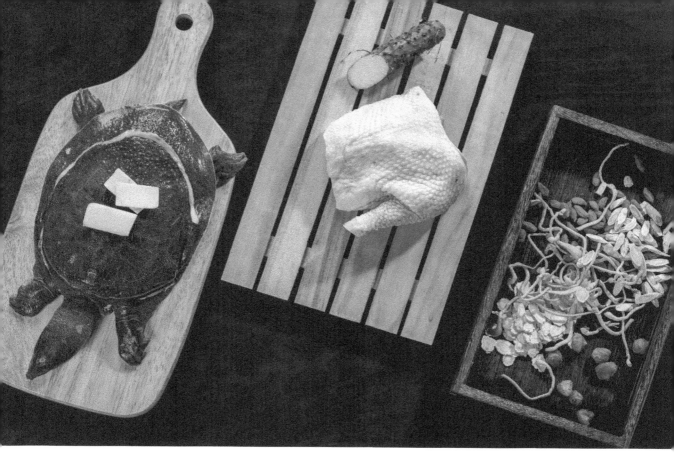

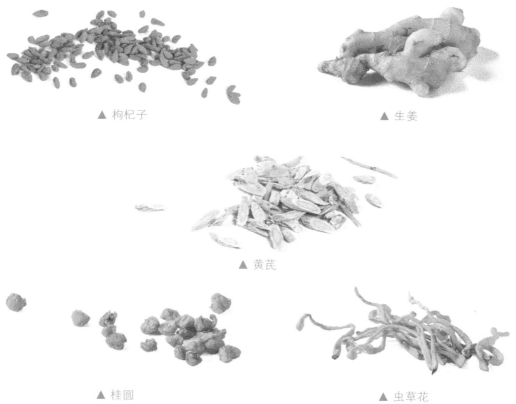

▲ 枸杞子

▲ 生姜

▲ 黄芪

▲ 桂圆

▲ 虫草花

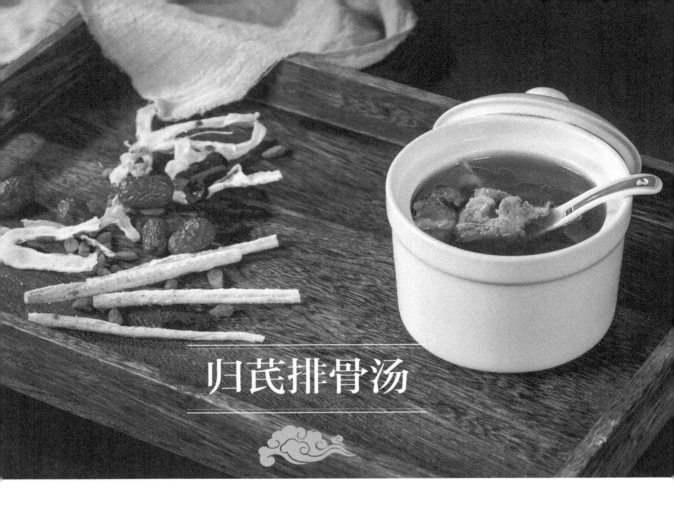

归芪排骨汤

原料	排骨 150 克，黄芪 6 克，当归 3 克，熟地 3 克，白术 3 克，砂仁 3 克，枸杞子 3 克，甘草 1 克，生姜、料酒、盐少许。
制作	排骨洗净砍块，焯水备用。药材洗净后，用温水浸泡 10 分钟。将所有原料放入炖盅，加入适量清水和调味料，上蒸笼隔水蒸 2 小时，即可。
功用	益气健脾，滋阴补血美容。
方解	归芪排骨汤具有益气健脾、滋阴补血美容之功用。方中黄芪补气健脾养血，兼升阳固表，配伍补血圣药——当归以益气养血；熟地滋阴补血，益精填髓；白术、砂仁健脾行气；枸杞子滋阴养血。适用于血虚、气虚、阴虚所致月经不调、易疲倦乏力的女士。

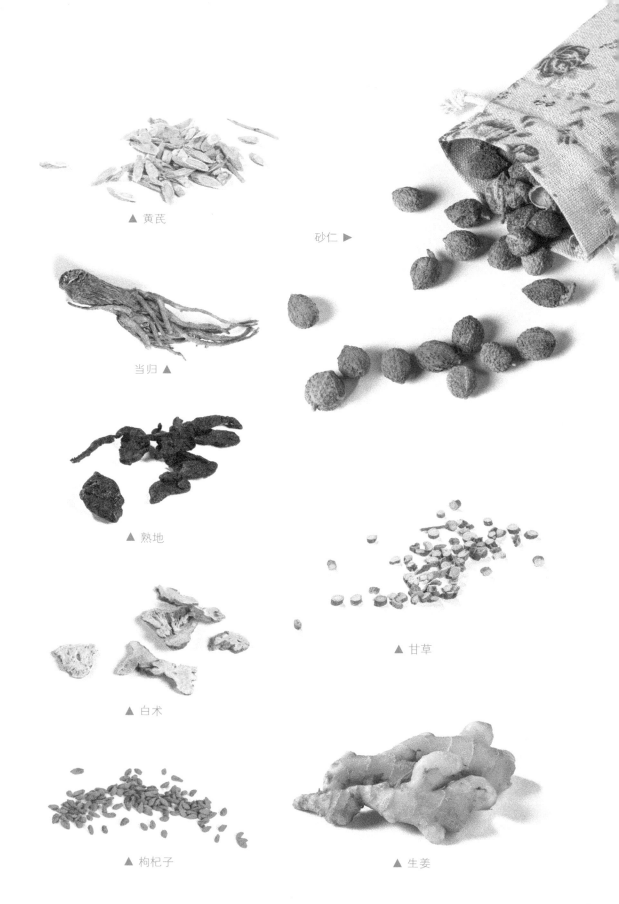

▲ 黄芪

砂仁 ▶

当归 ▲

▲ 熟地

▲ 甘草

▲ 白术

▲ 枸杞子

▲ 生姜

归芪排骨汤　　9

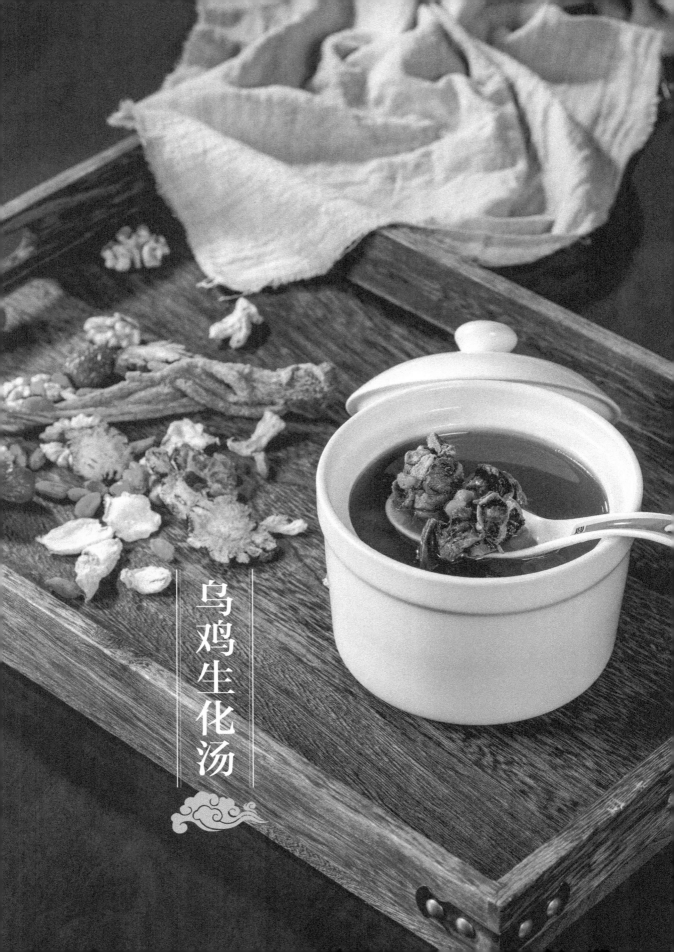

乌鸡生化汤

原料　乌鸡150克，当归3克，川芎3克，桃仁3克，干姜3克，大枣3颗，料酒、盐少许。

制作　乌鸡洗净砍块，焯水备用。药材洗净后，用温水浸泡10分钟。将所有原料放入炖盅，再加入调好味的高汤，上蒸笼隔水蒸1小时，即可。

功用　化瘀生新，温经止痛。

方解　乌鸡生化汤具有化瘀生新、温经止痛之功用。方中当归味甘，性温质润，补血活血，调经止痛；川芎味辛，性温，活血行气止痛；桃仁入心肝血分，活血祛瘀力强；干姜味辛，性热，温经散寒止痛；纳入乌鸡以补益肝肾、益气养血。可辅助活血化瘀、温经止痛，适用于血虚、血瘀、气虚体质的女士。

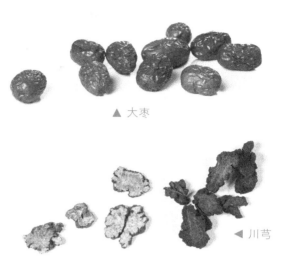
▲ 大枣

◀ 川芎

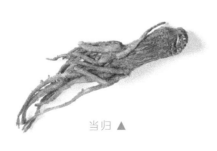
当归 ▲

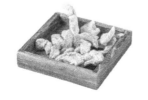
干姜 ▲

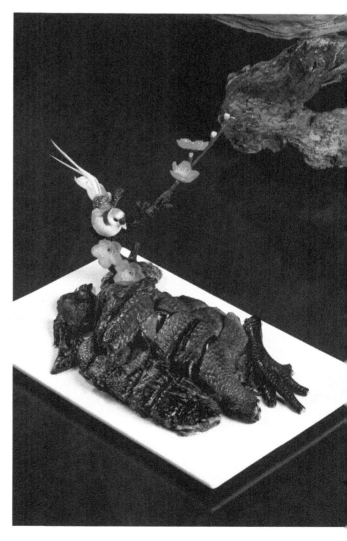

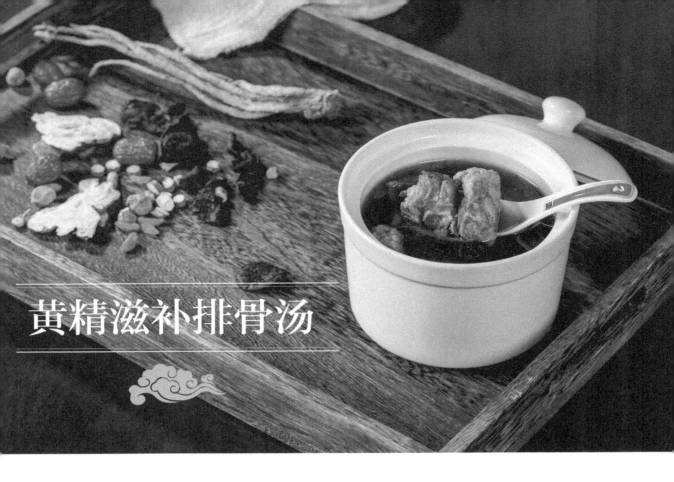

黄精滋补排骨汤

原料	排骨 150 克，黄精 6 克，北沙参 3 克，玉竹 3 克，枸杞子 3 克，生姜、料酒、盐少许。
制作	排骨洗净砍块，焯水备用。药材洗净后，用温水浸泡 10 分钟。将所有原料放入炖盅，加入适量清水和调味料，上蒸笼隔水蒸 2 小时，即可。
功用	滋阴补肾，健脾润肺。
方解	黄精滋补排骨汤具有滋阴补肾、健脾润肺之功用。方中黄精补气养阴，健脾益肾；北沙参养阴润肺，生津益胃；玉竹味甘，性微寒，养阴润燥、生津止渴，养阴而不滋腻；枸杞子滋阴养肝。适用于气阴两虚所致虚劳、眩晕、腰膝酸软者。

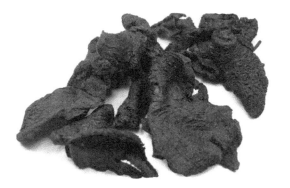

▲ 黄精

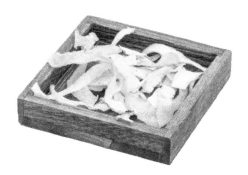

▲ 玉竹

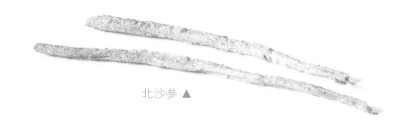

北沙参 ▲

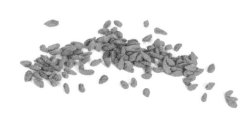

▲ 枸杞子

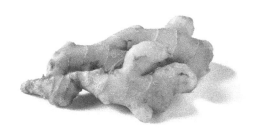

▲ 生姜

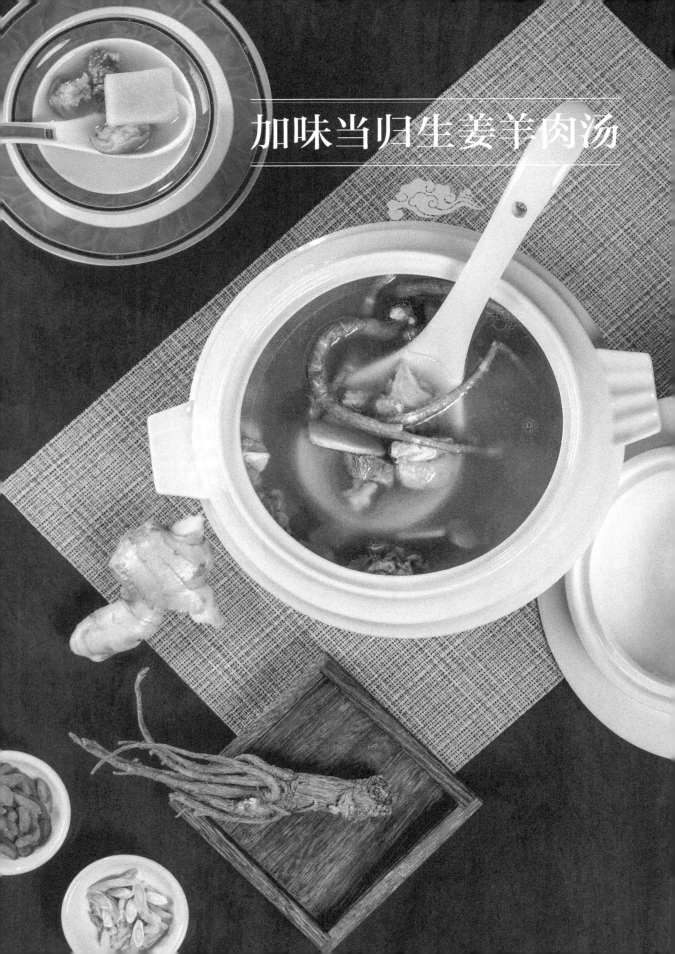

加味当归生姜羊肉汤

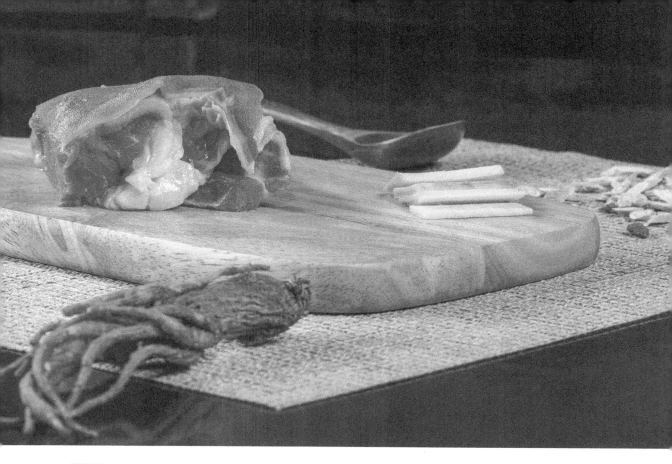

原料	去骨羊肉 750 克，老母鸡 250 克，当归 20 克，生姜 50 克，黄芪 10 克，胡椒粉 5 克，料酒、盐适量。
制作	羊肉、老母鸡洗净砍块，焯水备用。当归、生姜、黄芪洗净放入瓦煲，小火煮 45 分钟，备用。砂煲内加适量清水，放入羊肉、鸡肉、料酒、煮好的药汁，大火烧沸，改小火炖 1 小时，至羊肉熟烂，再加入胡椒粉、盐调味，即可。
功用	温阳散寒，养血补虚，调经止痛。
方解	加味当归生姜羊肉汤具有温阳散寒、养血补虚、调经止痛之功用。方中当归味甘、辛，性温，养血活血，调经止痛；生姜味辛，性温，温中散寒；羊肉味甘，性温，益气补虚，温中壮阳。适用于血虚、阳虚体质者。
注意	口干口苦、咽喉肿痛等脾胃蕴热、肝胆湿热，或有宿热者不宜。

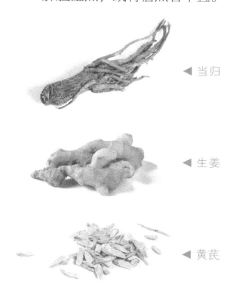

◀ 当归

◀ 生姜

◀ 黄芪

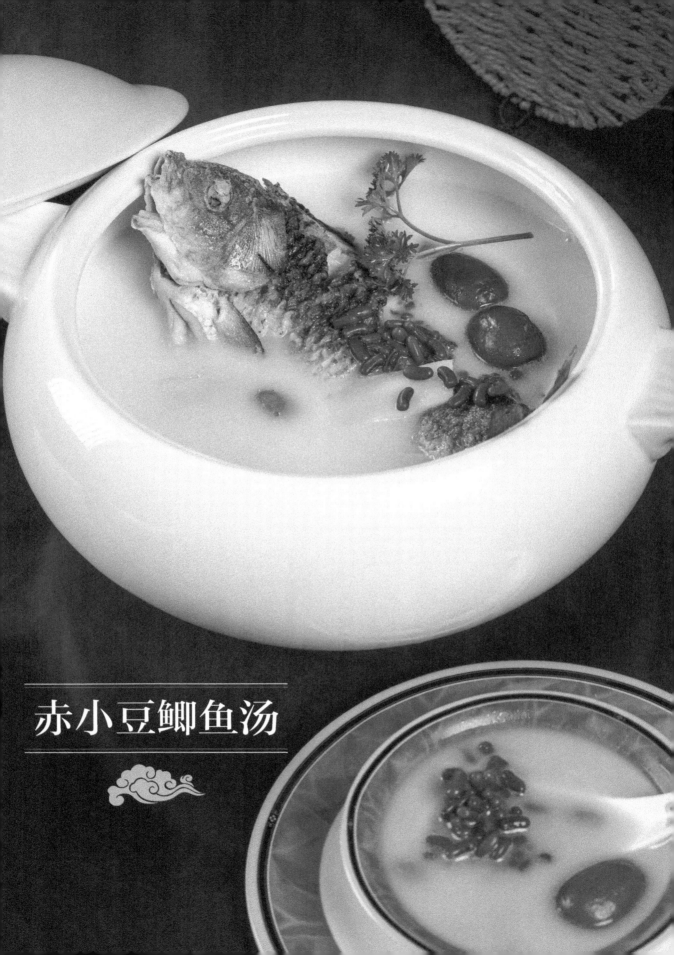

赤小豆鲫鱼汤

原料 鲫鱼1条约300克，赤小豆25克，香菜、生姜、料酒、油、盐适量。

制作 赤小豆洗净，提前浸泡一夜，放入砂锅煮开30分钟，备用。大火烧开油锅，撒上盐和姜片，放入鲫鱼，煎至两面金黄，加2勺高汤，再加入煮好的赤小豆一起炖15分钟（期间不要翻动鲫鱼，以保持鱼身完整），最后调味，并放入香菜点缀，即可。

功用 健脾和胃，利尿消肿。

方解 赤小豆鲫鱼汤具有健脾和胃、利尿消肿之功用。方中赤小豆味甘、酸，性平，利尿消肿、健脾和胃；鲫鱼甘鲜美味，健脾补虚。适用于水肿患者日常调养，以及脾胃虚弱、脾虚湿盛者。

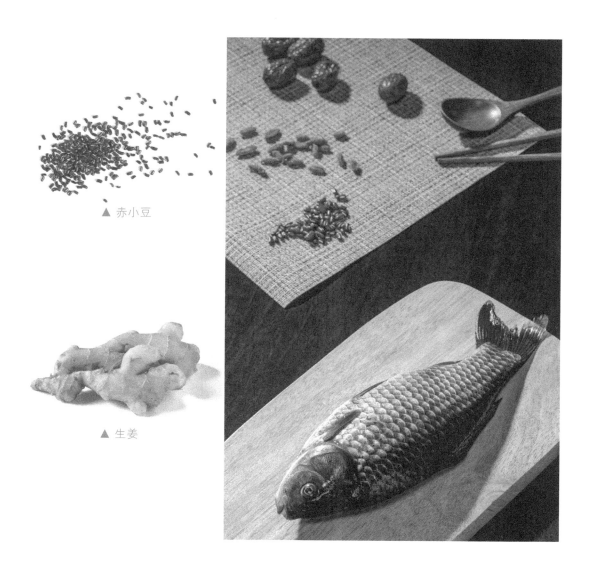

▲ 赤小豆

▲ 生姜

何首乌黑豆牛尾汤

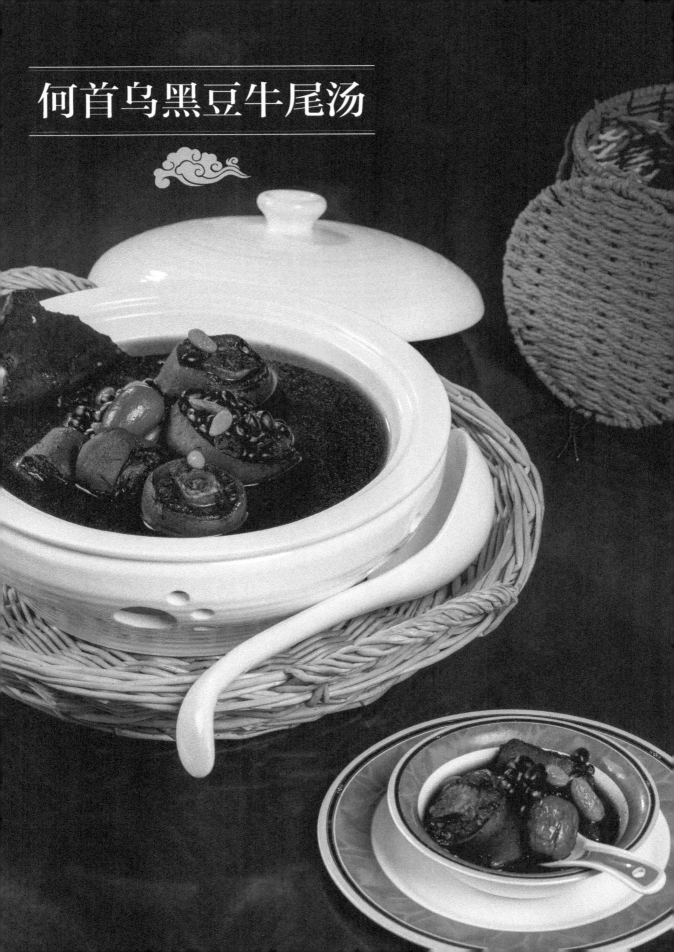

原料	牛尾 750 克，黑豆 150 克，何首乌 20 克，当归 5 克，大枣 10 颗，枸杞子 5 克，核桃仁 5 个，生姜、胡椒粉、料酒、盐适量。
制作	黑豆洗净，提前浸泡 1 小时。牛尾洗净砍块，焯水备用。把牛尾、黑豆和药材一同放入砂煲，加入适量姜片、料酒，小火煲 3 小时，关火前 5 分钟放入胡椒粉、盐调味，即可。
功用	补肝肾，益精血，强筋骨。
方解	何首乌黑豆牛尾汤具有补肝肾、益精血、强筋骨之功用。方中何首乌味甘、苦，性微温，补肝肾、益精血、强筋骨，为滋补良药；当归味甘，性温，补血活血通经；黑豆入肾，健脾补肾；纳入大枣、枸杞子以健脾养肝血；牛尾补肾强筋。适用于阳虚、气虚、血虚体质者，以及眩晕、腰痛、虚劳者的日常养护。

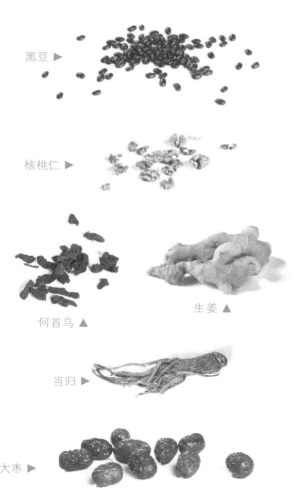

黑豆 ▶

核桃仁 ▶

何首乌 ▲

生姜 ▲

当归 ▶

大枣 ▶

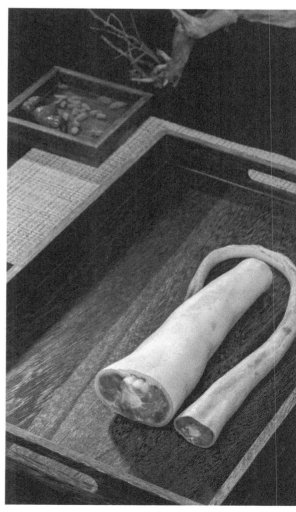

灵芝三墨汤

| 原料 | 乌鸡半只，沙骨 250 克，灵芝 20 克，黑豆 200 克，大枣、枸杞子、生姜、料酒、盐适量。 |

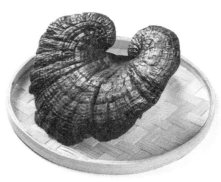

原料 乌鸡半只，沙骨 250 克，灵芝 20 克，黑豆 200 克，大枣、枸杞子、生姜、料酒、盐适量。

制作 乌鸡、沙骨洗净砍块，焯水备用。砂煲加沸水，再放入所有原料，小火煲 1.5 小时，适当调味，即可。

功用 益气补虚，养血安神。

方解 灵芝三墨汤具有益气补虚、养血安神之功用。方中灵芝味甘，性平，入心经能补心血、安神，入肺经能补益肺肾之气；乌鸡补气养血；黑豆入肾，益肾补虚。适用于虚劳、心悸、眩晕、不寐等多种慢性疾病患者。

灵芝 ▲

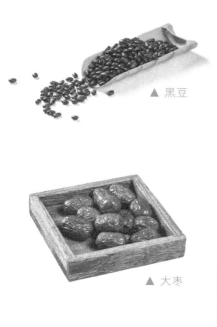

▲ 黑豆

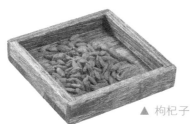

▲ 大枣

▲ 枸杞子

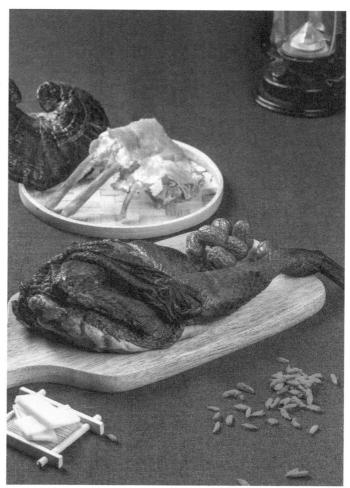

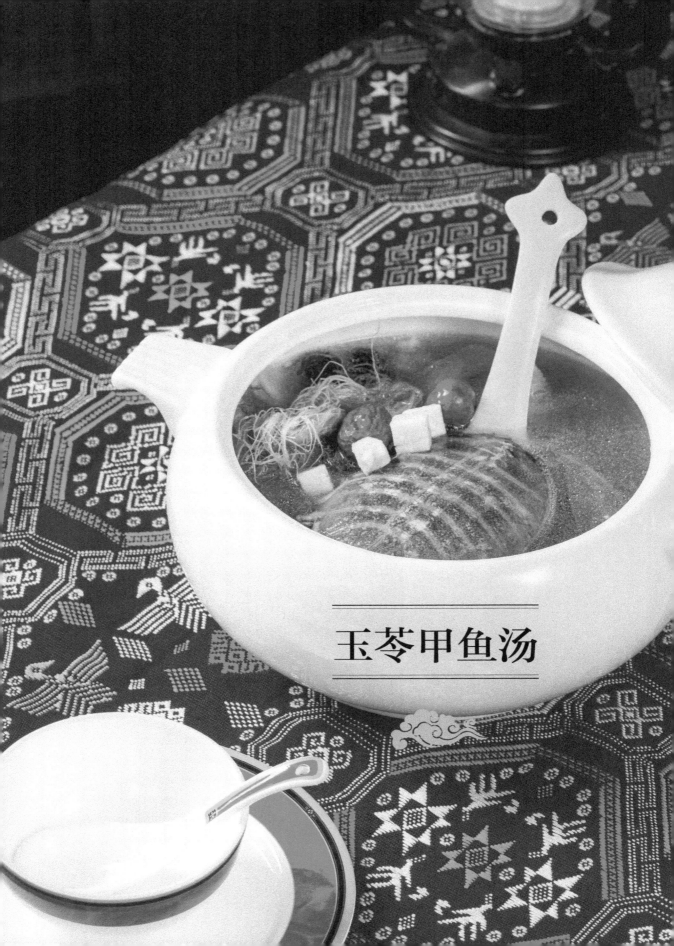

玉苓甲鱼汤

原料	甲鱼1只约750克，土鸡半只，茯苓20克，玉米须10克，大枣、枸杞子、生姜、料酒、油、盐适量。
制作	甲鱼、土鸡洗净砍块，焯水后控干备用。热锅下少许油，放入姜片，倒入甲鱼、土鸡翻炒出香味，下料酒和适量沸水，盖上锅盖，大火煮5分钟，转入砂煲，加入所有原料，小火煲1.5小时，适当调味，即可。
功用	滋阴健脾，利尿消肿。
方解	玉苓甲鱼汤具有滋阴健脾、利尿消肿之功用。方中茯苓甘淡，健脾利尿、渗泄水湿；玉米须亦甘淡渗泄，能利尿渗湿以消肿；配合血肉有情之品的甲鱼，大补阴血，利尿而不伤阴。适用于水肿、淋证、脾虚湿盛、小便不利者。

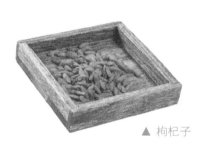

▲ 枸杞子

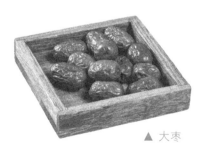

▲ 大枣

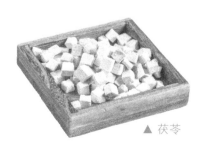

▲ 茯苓

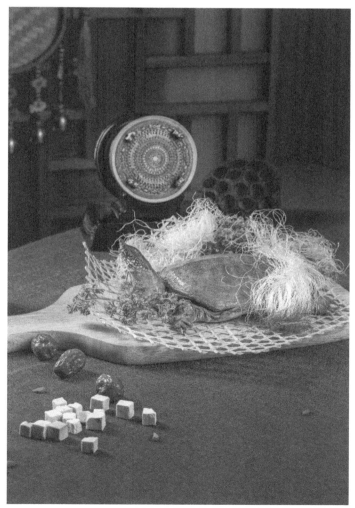

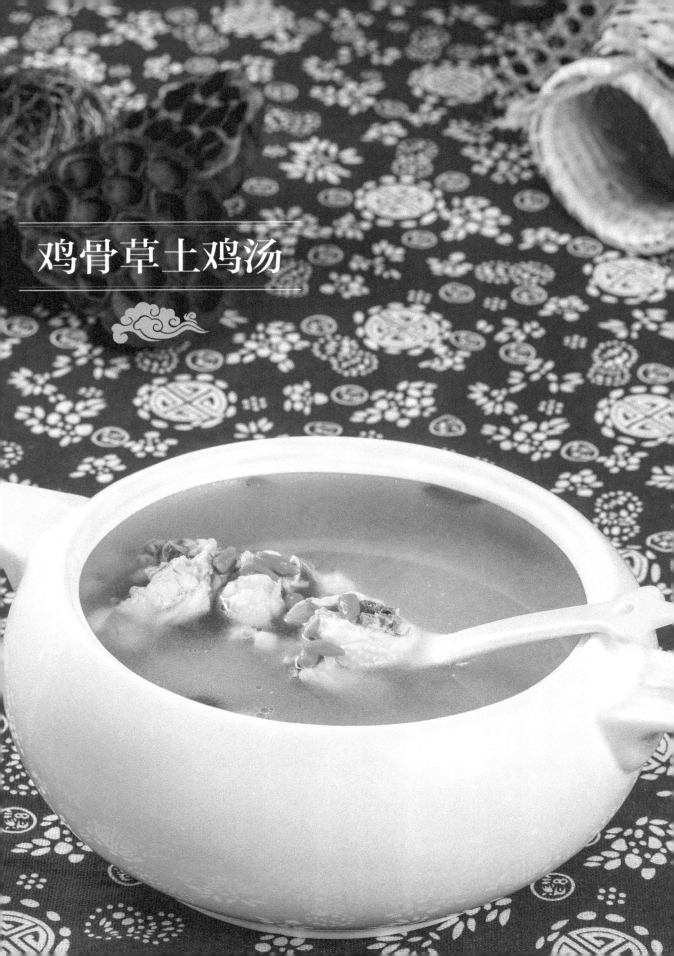

鸡骨草土鸡汤

原料	土鸡 1 只约 1500 克，鸡骨草 30 克，枸杞子 10 克，大枣 9 颗，生姜、料酒、盐适量。

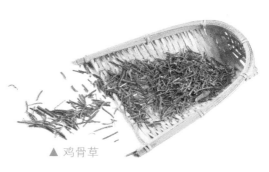

▲ 鸡骨草

制作	土鸡洗净斩块。鸡骨草剪成小段，用热水浸泡 30 分钟后，装入煲汤袋扎好。砂煲加适量水，放入所有原料，大火煮沸，改小火煲 1 小时，适当调味，即可。
功用	清热利湿解毒。
方解	鸡骨草土鸡汤具有清热利湿解毒之功用。广西道地药材鸡骨草味甘、微苦，性凉，清热解毒，利湿退黄；配合补益脾胃的鸡肉，清热解毒而不伤脾胃。适用于湿热体质或脾胃湿热、暑湿困脾、肝胆湿热者。

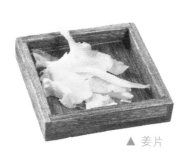

▲ 姜片

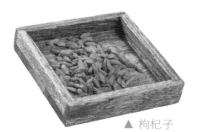

▲ 枸杞子

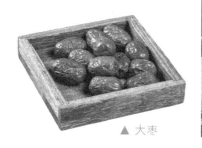

▲ 大枣

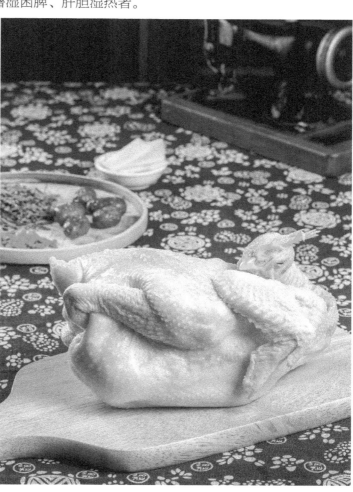

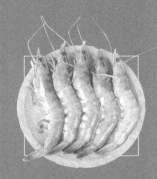

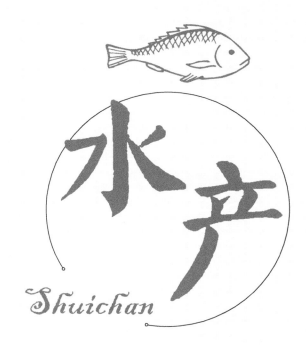

水产

Shuichan

北沙参玉竹双味鱼

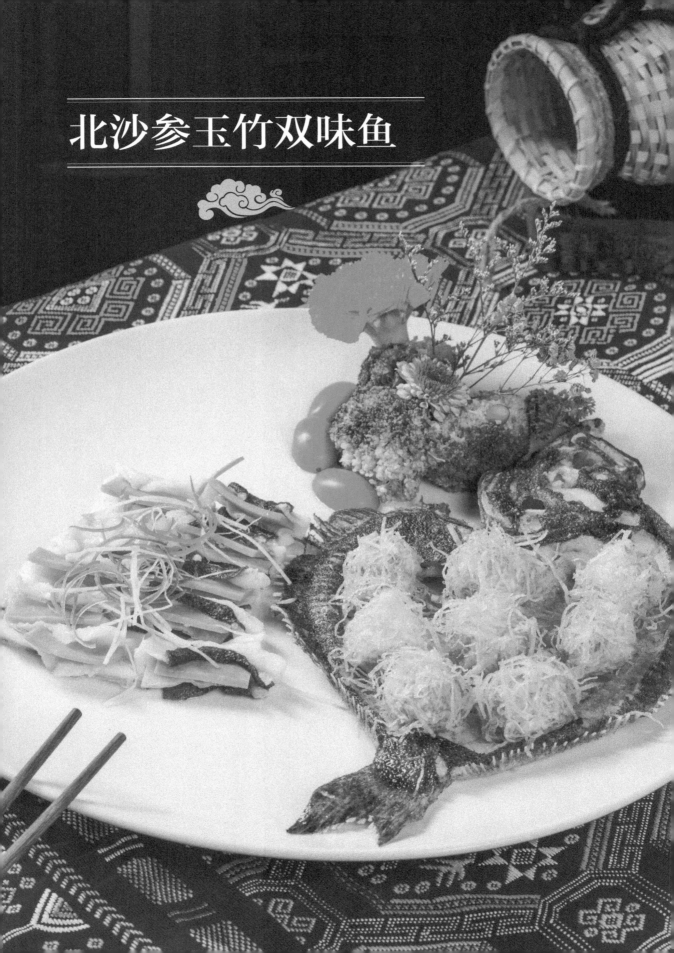

原料　多宝鱼1条约750克，玉竹20克，北沙参20克，火腿100克，马铃薯150克，大枣10颗，沙拉酱、生姜、葱、青椒、红椒、生抽、油、盐适量。

制作　多宝鱼宰杀洗净，取两侧脯肉备用。玉竹、北沙参装碗加水，与大枣（不加水）上蒸笼隔水蒸40分钟。火腿切小四方片。马铃薯切细丝，泡水备用。将一半鱼肉切片，依次夹入玉竹片和火腿片，鱼头、鱼尾摆前后，鱼片摆中间，摆成鱼形，上蒸笼大火蒸8分钟。马铃薯丝用油炸至金黄，大枣去核制成枣泥，另一半鱼肉用刀背剁成泥制成鱼胶，包裹枣泥制成10颗鱼丸，下沸水煮熟后，再次下油锅，炸至金黄色捞出，用沙拉酱包裹外部，裹满马铃薯丝再装盘。盘中一边摆金丝鱼丸，一边摆鱼片，做好造型，即可。

功用　养阴润燥，益胃生津。

方解　北沙参玉竹双味鱼具有养阴润燥、益胃生津之功用。方中北沙参、玉竹均为甘润之品，既能补肺阴，又能滋养胃阴，养阴润燥；大枣补脾益气，配合北沙参、玉竹以健脾养胃。适用于气阴两虚者。

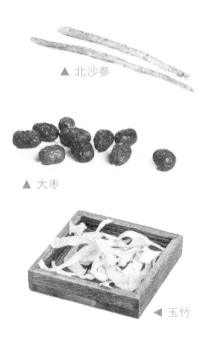

▲ 北沙参

▲ 大枣

◀ 玉竹

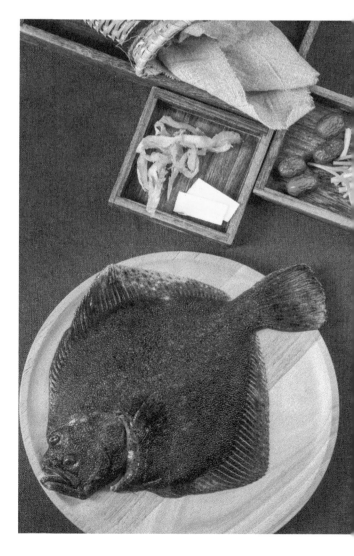

北沙参玉竹双味鱼　　**29**　水产

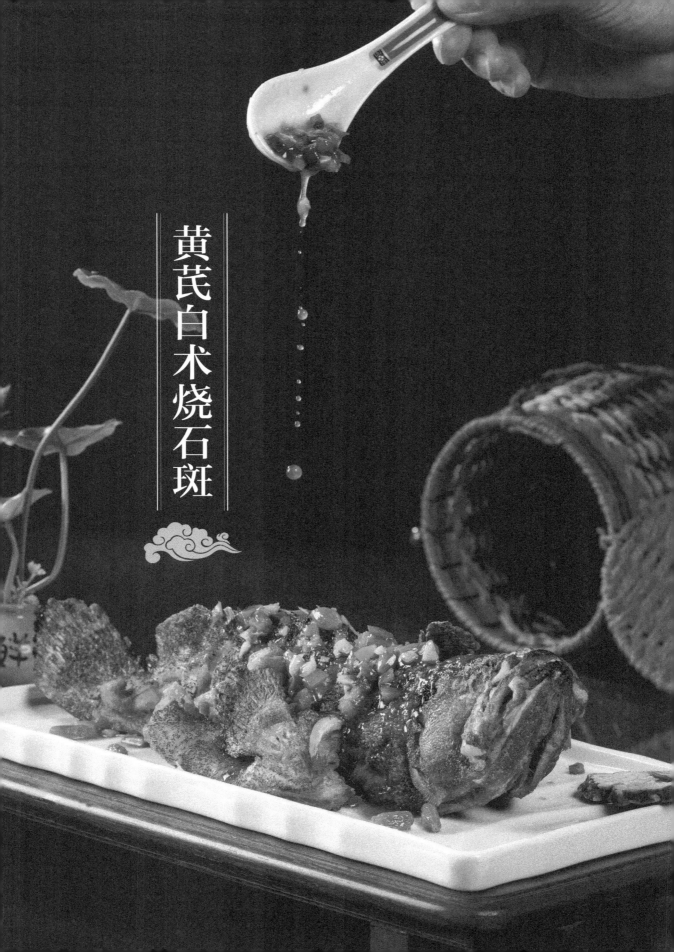

黄芪白术烧石斑

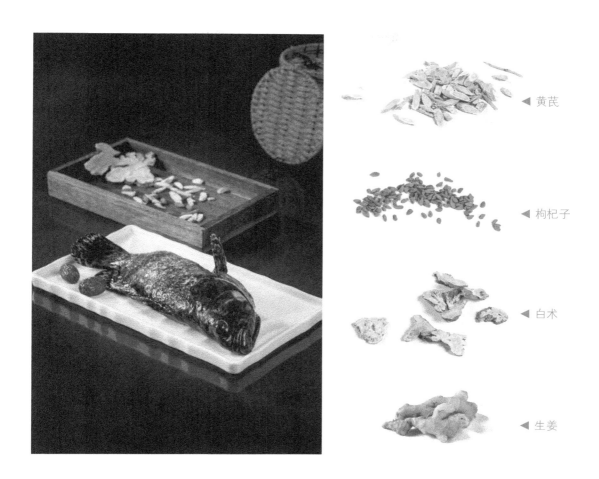

▲ 黄芪

▲ 枸杞子

▲ 白术

▲ 生姜

原料　石斑鱼1条约500克，黄芪10克，白术10克，枸杞子20粒，香菜、生姜、葱、蒜、料酒、生抽、鸡粉、麻油、油、盐适量。

制作　石斑鱼宰杀洗净，鱼身上打"十"字花刀。白术、黄芪放入瓦煲，加水小火煮30分钟留汁，枸杞子用温水浸泡，备用。热油锅放入石斑鱼炸至金黄起锅，起油留适量底油在锅中，放入姜片、葱段、蒜粒爆香，再放入石斑鱼，加2匙生抽，加药汁没至鱼身一半，放入枸杞子、料酒等，调味收汁起锅，撒上香菜并淋上麻油，即可。

功用　健脾益气，燥湿利尿。

方解　黄芪白术烧石斑具有健脾益气、燥湿利尿之功用。方中黄芪味甘，性微温，益气升阳，固表利尿，为补益脾气要药；白术健脾益气，燥湿利尿；二者与石斑鱼配伍，既能健脾益气固本，又能燥湿利尿治标。适用于气虚、痰湿、血虚体质及气虚水肿、脾胃虚弱、疲倦乏力者。

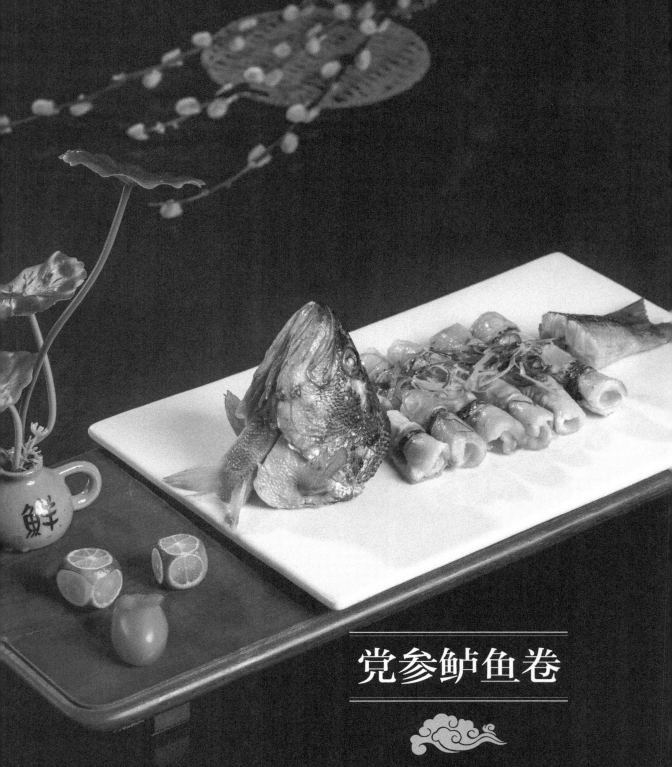

党参鲈鱼卷

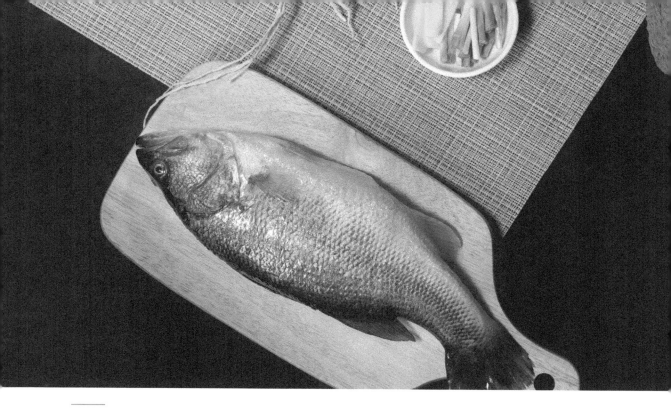

原料	鲈鱼 1 条约 500 克，党参 20 克，生姜、葱、生抽、油、盐适量。
制作	鲈鱼宰杀洗净，剔下两侧鱼肉，切斜片。党参切成 5 厘米的小段，提前小火煮熟，留汁。生姜、葱切成丝泡水，备用。一片鱼片卷一段党参，将鱼片卷摆盘，淋上党参汁。将鱼头、鱼尾和鱼片卷分开上蒸笼，分别隔水蒸 8 分钟、5 分钟。出蒸笼，鱼头、鱼尾分别放前后，鱼片卷摆中间，撒上姜丝、葱丝，淋上热油及适量生抽，即可。
功用	补中益气，健脾益肺。
方解	党参鲈鱼卷具有补中益气、健脾益肺之功用。方中党参味甘，性平，益气健脾补肺；鲈鱼健脾益气安胎，且富含蛋白质、B 族维生素。适用于气虚、阳虚、脾胃虚弱、易疲倦乏力者。

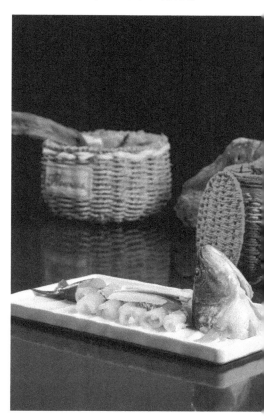

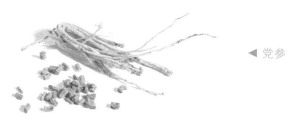

◀ 党参

党参鲈鱼卷　　33

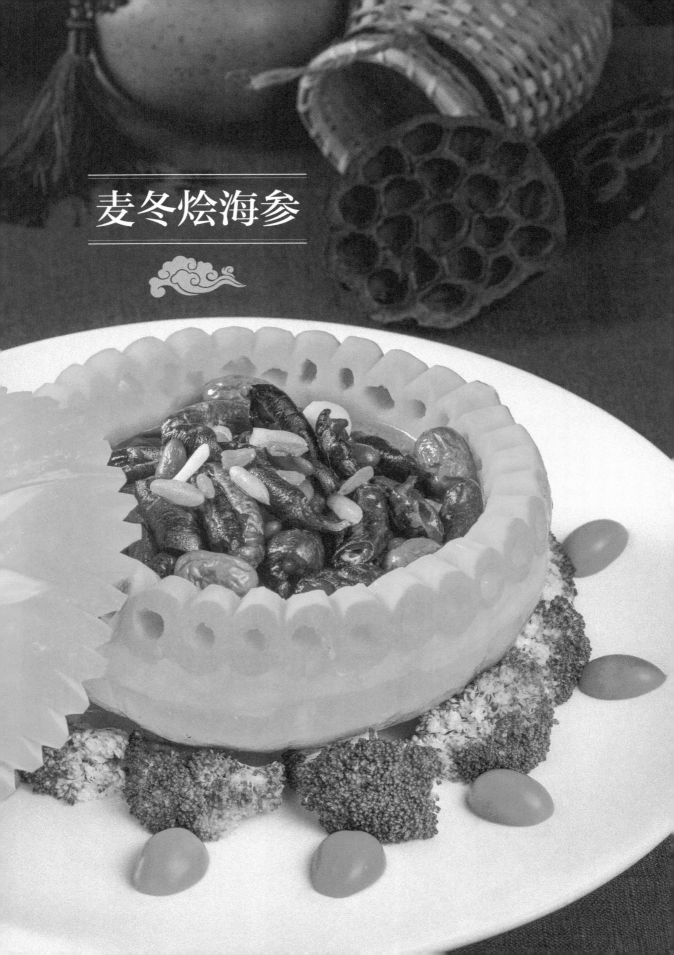

麦冬烩海参

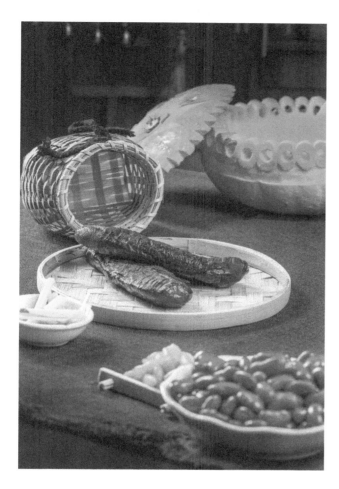

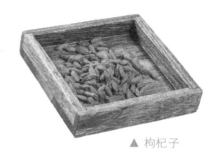

▲ 枸杞子

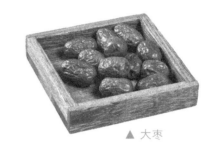

▲ 大枣

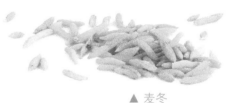

▲ 麦冬

原料 海参 3 只，麦冬 10 克，圆南瓜 1 个，枸杞子、大枣、红腰豆、生姜、葱、蒜、料酒、鲍汁、蚝油、油、盐适量。

制作 海参发好，洗净切段，沸水中焯 2 分钟后加入姜片、料酒备用。圆南瓜切口掏空后蒸 10 分钟，麦冬放入砂锅煮 40 分钟，备用。热锅下油，放入姜片、葱段、蒜粒爆香，加 2 勺高汤，再放入海参、鲍汁、蚝油、麦冬、大枣、枸杞子等，大火烧开，改小火焖 20 分钟，最后大火收汁，适当调味后盛入南瓜盅内，即可。

功用 滋阴润燥，补肾益精。

方解 麦冬烩海参具有滋阴润燥、补肾益精之功用。方中麦冬甘寒养阴，清肺热，益胃生津；海参补肾益精，养血润燥。适用于阴虚、血虚体质或阴虚津亏、虚火上炎、胃阴不足者。

麦冬金汁烩鲍鱼

原料	鲜鲍鱼 10 头，干麦冬 30 克，老南瓜 150 克，番茄 2 个，鸡汁、鲍汁、油、盐适量。
制作	鲜鲍鱼宰杀洗净，打花刀备用。麦冬放入瓦煲加水，小火煮 1 小时留汁，老南瓜切片上蒸笼蒸 30 分钟，番茄切粒，备用。老南瓜蒸好打成茸，入锅加水调稀，加入麦冬汁、番茄粒、鸡汁、鲍汁、盐等，调好味。再加入热油浸熟的鲍鱼，小火煮 15 分钟，煮至汤汁有些黏稠时起锅摆盘，即可。
功用	养阴润肺，健脾益精。
方解	麦冬金汁烩鲍鱼具有养阴润肺、健脾益精之功用。方中麦冬味甘、微苦，性微寒，养阴润肺；南瓜补益脾胃，能"培土生金"。适用于阴虚、血虚、气虚体质者。

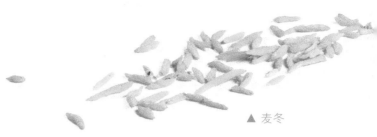

▲ 麦冬

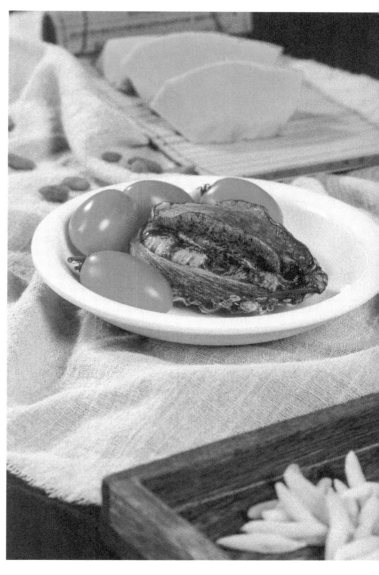

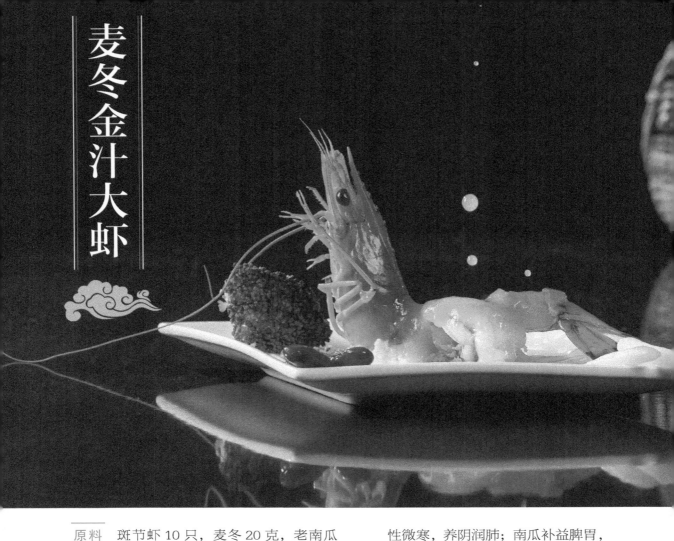

麦冬金汁大虾

原料	斑节虾 10 只，麦冬 20 克，老南瓜 150 克，番茄 2 个，鸡汁、油、盐适量。
制作	斑节虾去虾线，从背部剖开，备用。麦冬放入瓦煲加水，小火煮 1 小时留汁，老南瓜切片上蒸笼隔水蒸 30 分钟，番茄切粒，备用。老南瓜蒸好打成茸，加入麦冬汁、番茄粒、鸡汁、盐，小火熬汁。大虾入热锅油浸熟，起锅摆盘淋汁，即可。
功用	养阴益气，补肾强筋。
方解	麦冬金汁大虾具有养阴益气、补肾强筋之功用。方中麦冬味甘、微苦，

性微寒，养阴润肺；南瓜补益脾胃，能"培土生金"。适用于阴虚、气虚体质者。

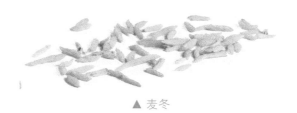

▲ 麦冬

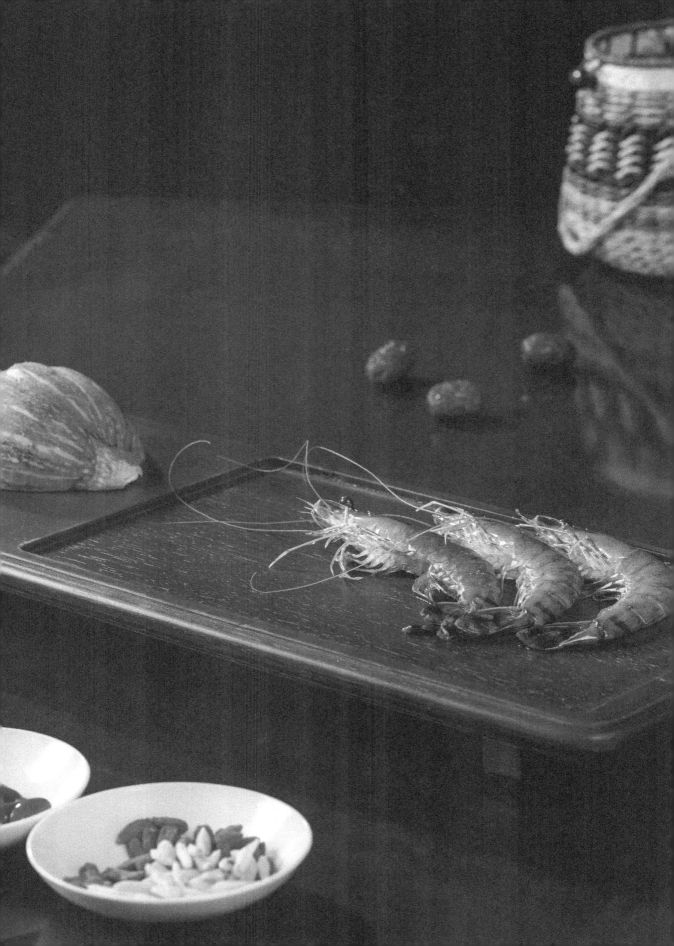

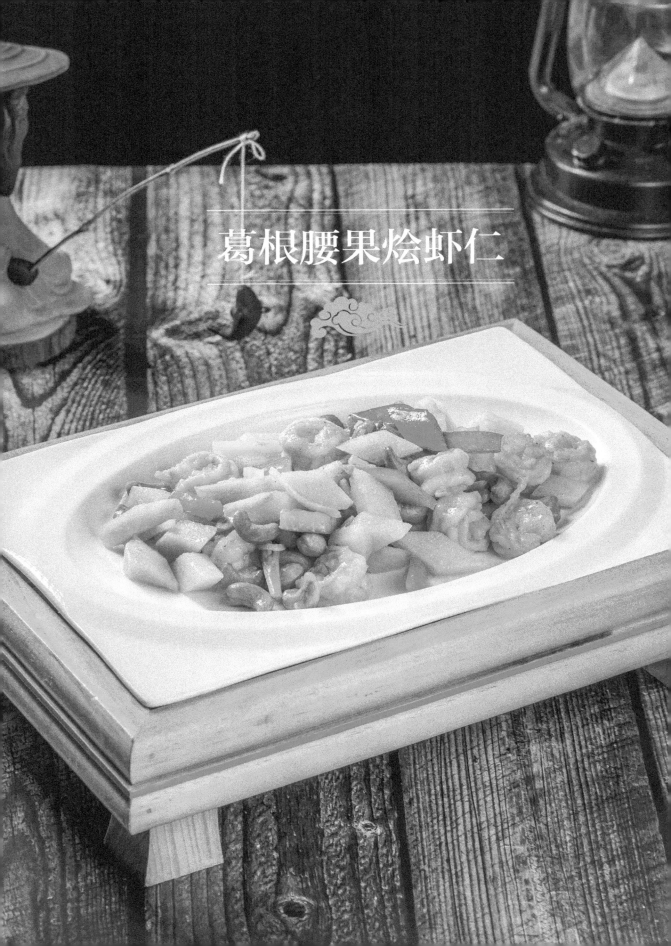

葛根腰果烩虾仁

原料 鲜葛根300克，腰果50克，鲜虾150克，青椒、红椒各1个，生姜、葱、蒜、鸡蛋、淀粉、料酒、麻油、油、盐适量。

制作 鲜葛根去皮，切菱形片，焯水备用。鲜虾焯水去壳，虾仁在背部开一刀取出虾线，用蛋清、淀粉腌制；青椒、红椒切小片，备用。热锅下油，放入姜片、葱段、蒜粒爆香，再放入葛根片和已过油的腰果、虾仁一起爆炒，调味，最后放入青椒、红椒片配色，并淋上麻油，即可。

功用 通经活络，解表止泻。

方解 葛根腰果烩虾仁具有通经活络、解表止泻之功用。方中葛根味甘、辛，性凉，解表退热、通经活络，能缓解外邪郁阻之经气不利，还能鼓舞脾胃清阳之气上升，以生津止泻。适用于外感风邪、热病津伤、脾虚泄泻者。

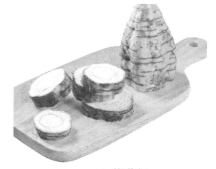

▲ 鲜葛根

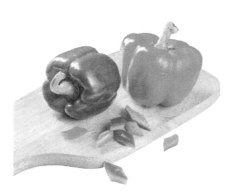

▲ 青椒、红椒

腰果 ▶

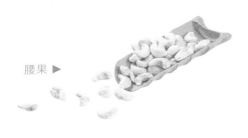

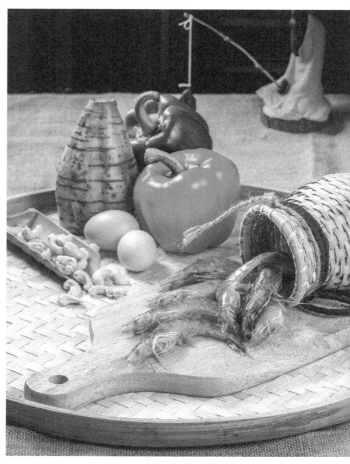

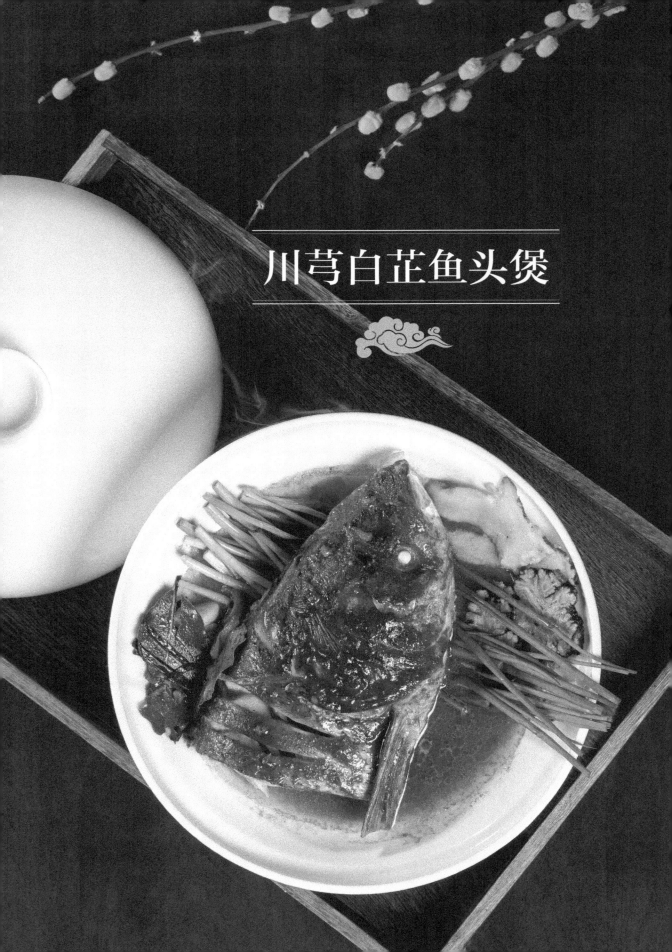

川芎白芷鱼头煲

原料	鳙鱼头 1 个约 1000 克，川芎 10 克，白芷 10 克，枸杞子 20 粒，香叶、八角、生姜、葱、蒜、洋葱、煲仔酱、料酒、油、盐适量。
制作	鱼头砍大块，冲水去泥腥味，用料酒、蒜蓉、姜末、煲仔酱腌制 30 分钟。川芎、白芷放入瓦煲，加水煮 1 小时，留汁备用。瓦煲开火烧热，放入适量油、蒜粒、姜片、洋葱丝煸香，再放入香叶、八角。将葱切长段铺底，整齐码好鱼头，淋上药汁与煲仔酱调好的酱料，再撒上枸杞子、川芎、白芷，盖好用小火焖 25 分钟，即可。
功用	活血行气，安神益智。
方解	川芎白芷鱼头煲具有活血行气、安神益智之功用。方中川芎辛温行散，活血化瘀、行气通滞；白芷上行头目，兼能祛风安神止痛。适用于眩晕、头痛者。

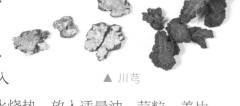

▲ 川芎

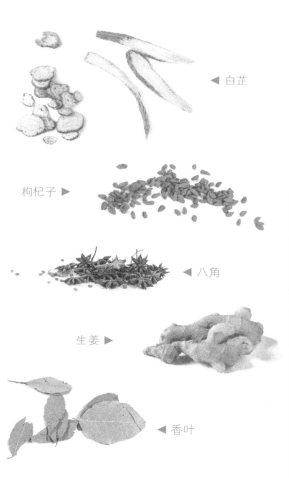

◀ 白芷

枸杞子 ▶

◀ 八角

生姜 ▶

◀ 香叶

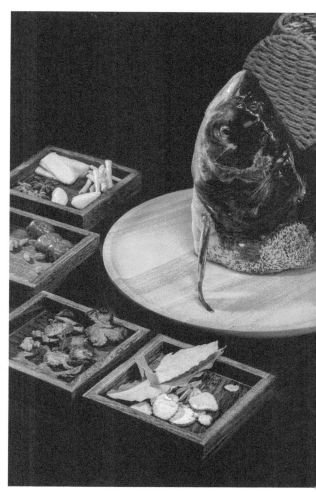

参芪烧鱼肚

原料	新鲜鱼肚 500 克，党参 20 克，黄芪 10 克，青椒、红椒各 1 个，鲜花菇 5 个，玉米笋 100 克，淀粉、生姜、葱、蒜、生抽、蚝油、油、盐适量。
制作	党参、黄芪放入砂煲，小火煮 45 分钟，备用。花菇对半切开，玉米笋改刀与鱼肚焯水，沥干。青椒、红椒切片，备用。热锅下油，放入姜片、葱段、蒜粒爆香，下鱼肚、花菇、玉米笋翻炒，倒入药汁等调味料，焖 5 分钟，下青椒片、红椒片，翻炒，用淀粉水勾芡后起锅装盘，即可。
功用	健脾补气，升阳固表。
方解	参芪烧鱼肚具有健脾补气、升阳固表之功用。方中党参味甘，性平，善补脾肺之气；黄芪味甘，性微温，补脾肺之余，还能升阳固表。适用于虚劳、倦怠乏力、脾肺亏虚、眩晕、易反复感冒者。

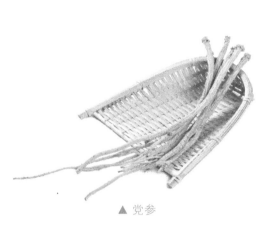

▲ 党参

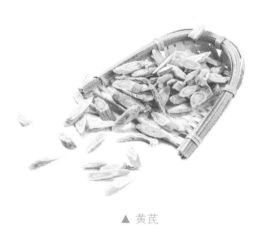

▲ 黄芪

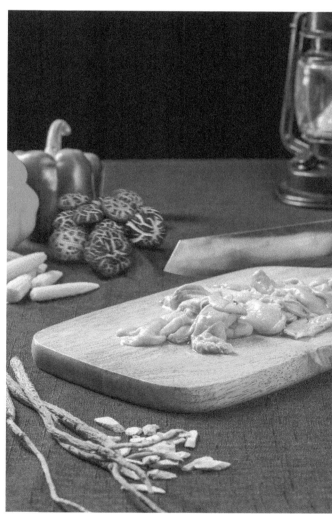

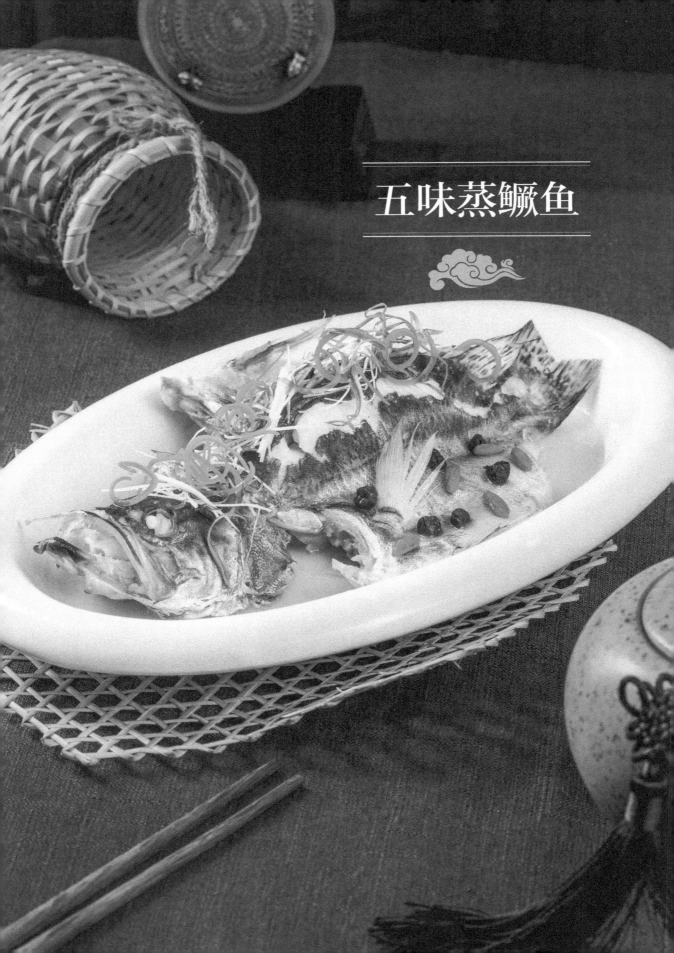

五味蒸鳜鱼

原料　鳜鱼1条约500克，五味子15克，枸杞子、生姜、葱、料酒、生抽、油适量。

制作　鳜鱼宰杀洗净上碟，五味子、枸杞子用温水浸泡10分钟后捞起撒到鱼身上，盖上姜片、葱段，淋几滴料酒，上蒸笼大火蒸8分钟，铺上切好的姜丝、葱丝，浇上生抽，淋上热油，即可。

功用　补肾固涩，益气生津。

方解　五味蒸鳜鱼具有补肾固涩、益气生津之功用。方中五味子味酸收敛，既能敛肺气、滋肾阴，又能益气生津止渴。适用于肺肾两虚的咳喘、虚劳、自汗及气阴两虚、肾气不固者。

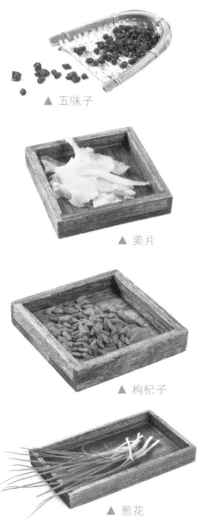

▲ 五味子

▲ 姜片

▲ 枸杞子

▲ 葱花

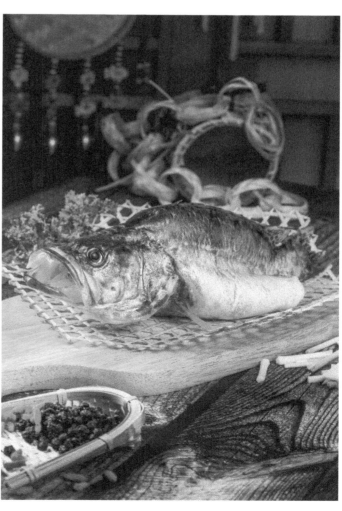

山楂内金焖鳝片

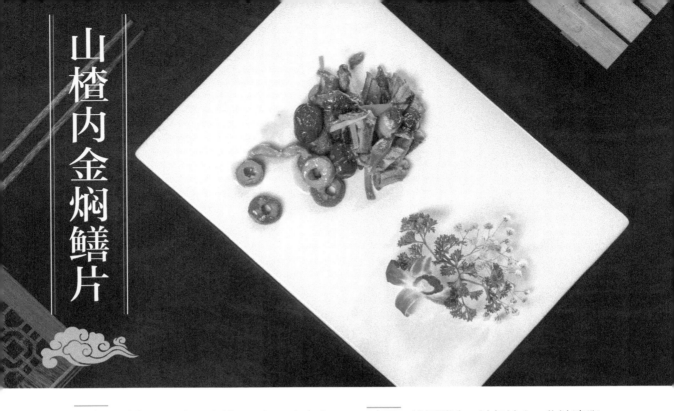

原料 鳝鱼 500 克，山楂 10 克，鸡内金 5 克，枸杞子 6 克，大枣 10 颗，青椒、红椒各 1 个，生姜、葱、蒜、料酒、淀粉、麻油、生抽、油、盐适量。

制作 鳝鱼宰杀去内脏，剔出大骨，洗净切片。鳝片冲掉血水沥干，用适量姜片、蒜蓉、料酒、生抽、淀粉腌制 10 分钟。山楂、枸杞子用温水泡 10 分钟，大枣用水煮 20 分钟。青椒、红椒切片，备用。将鳝片放入热油锅炸至金黄色捞起，锅内留底油，放入姜片、葱段、蒜蓉爆香后，倒入鳝片、生抽、料酒翻炒，最后倒入山楂、鸡内金、青椒片、红椒片、大枣、枸杞子，小火焖 5 分钟，用淀粉水勾芡，滴几滴麻油，翻匀起锅装盘，即可。

功用 健胃消食，益气补血，化浊降脂。

方解 山楂内金焖鳝片具有健胃消食、益气补血、化浊降脂之功用。方中山楂味酸、甘，性微温，善健胃消食，尤善消油腻肉食积滞，兼能化浊降脂；鸡内金健运脾胃，可消米面薯芋食积；鳝鱼补益气血；大枣、枸杞子补益养血。适用于气虚、血虚体质以及脾胃不和、脾胃虚弱、腹胀食积者。

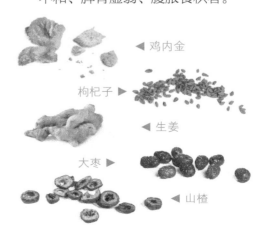

◄ 鸡内金

枸杞子 ►

◄ 生姜

大枣 ►

◄ 山楂

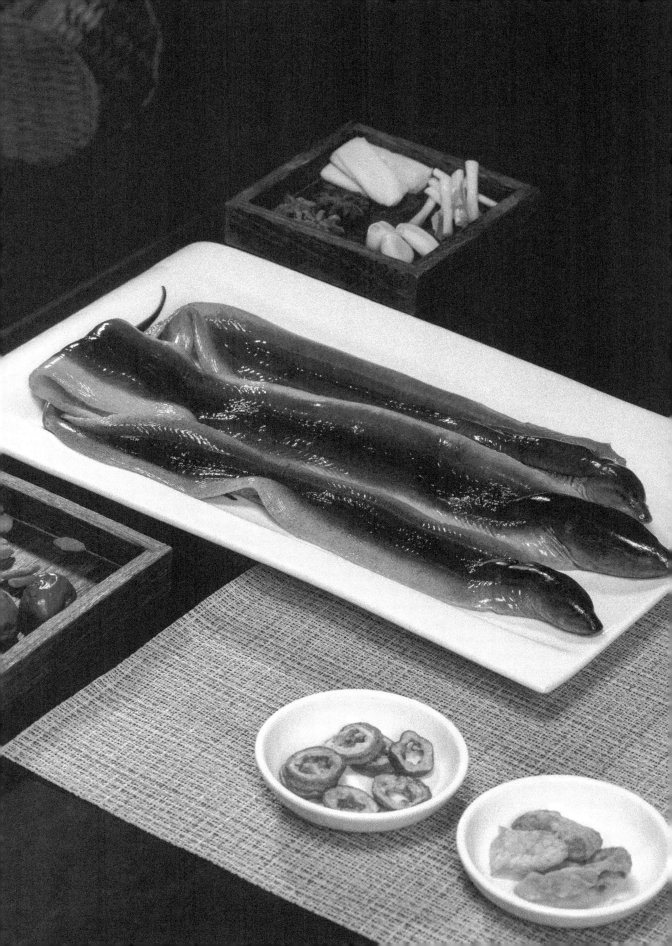

党参枣杞焗白鳝

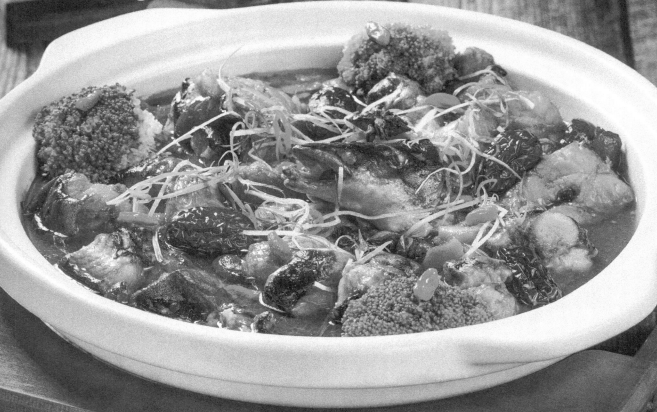

原料 　白鳝 1 条约 750 克，五花肉 200 克，党参 15 克，大枣（去核） 20 颗，枸杞子 6 克，香叶、八角、陈皮、胡椒粉、生姜、葱、蒜、料酒、麻油、蚝油适量。

制作 　白鳝宰杀砍小段，党参切段放入砂锅煮 40 分钟留汁，五花肉切丁，备用。热油锅放入鳝段炸至金黄色捞起，锅内留底油，放入五花肉丁煸炒至微黄，加入姜片、蒜粒、香料爆出香味，再放入鳝段，加党参汁，放入去核大枣、枸杞子，煮至水收汁浓。最后放胡椒粉、麻油、葱段，翻炒 2 分钟后起锅装盘，即可。

功用 　健脾益气，养肝补血。

方解 　党参枣杞焗白鳝具有健脾益气、养肝补血之功用。方中党参味甘，性平补虚，健脾益气；枸杞子、大枣合用，能养肝补血。适用于脾胃虚弱、肝血不足、气血亏虚者。

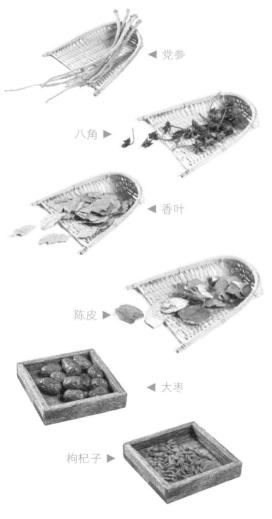

◀ 党参

八角 ▶

◀ 香叶

陈皮 ▶

◀ 大枣

枸杞子 ▶

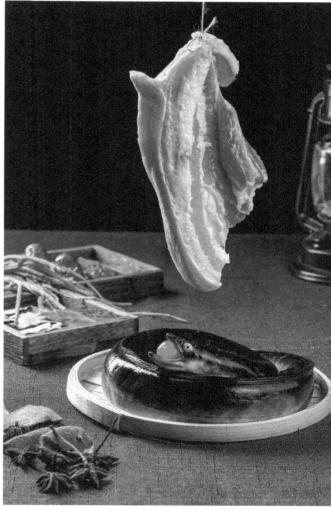

党参枣杞焗白鳝　　**51**

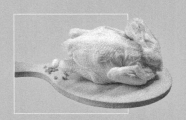

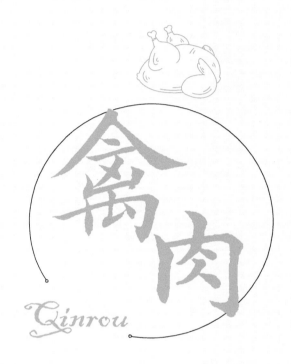

禽肉

Qinrou

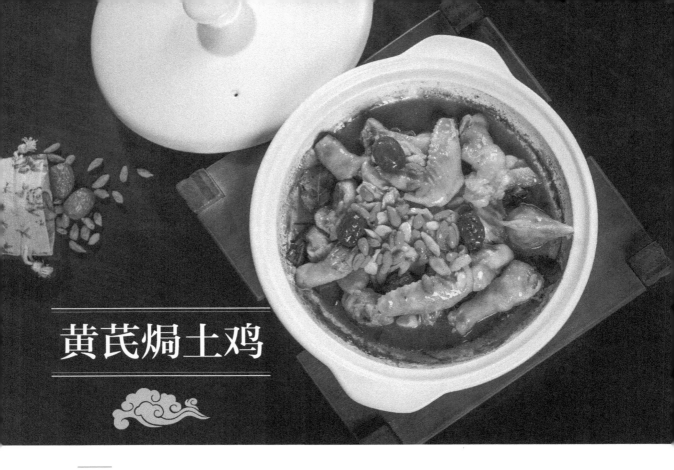

黄芪焗土鸡

原料 土鸡 1 只约 1500 克，黄芪 20 克，大枣 10 颗，枸杞子 6 克，生姜、葱、蒜、洋葱、煲仔酱、淀粉、料酒、油、盐适量。

制作 土鸡洗净斩块，用煲仔酱、料酒、姜蓉、蒜粒、淀粉腌制 30 分钟，备用。黄芪放入瓦煲，加水 400 毫升，小火煎至 200 毫升，备用。砂煲中加入适量油，放入姜片、蒜粒、洋葱丝，焗至金黄干香，放上葱段铺面，再码上鸡块，最后均匀淋上黄芪汁，撒上枸杞子，盖上锅盖后小火焗 45 分钟，即可。

功用 补气升阳，生津养血，温中理气。

方解 黄芪焗土鸡具有补气升阳、生津养血、温中理气之功用。方中黄芪味甘，性微温，益气升阳、固表止汗；枸杞子味甘，性平，滋补肝肾、益精明目。适用于气虚者。

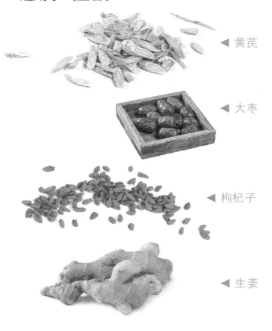

◀ 黄芪

◀ 大枣

◀ 枸杞子

◀ 生姜

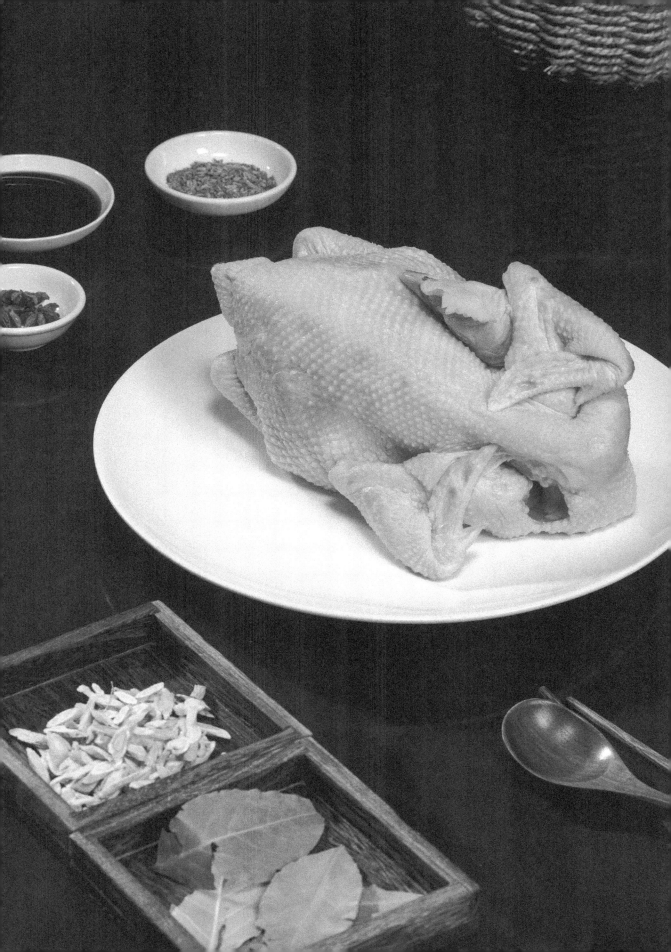

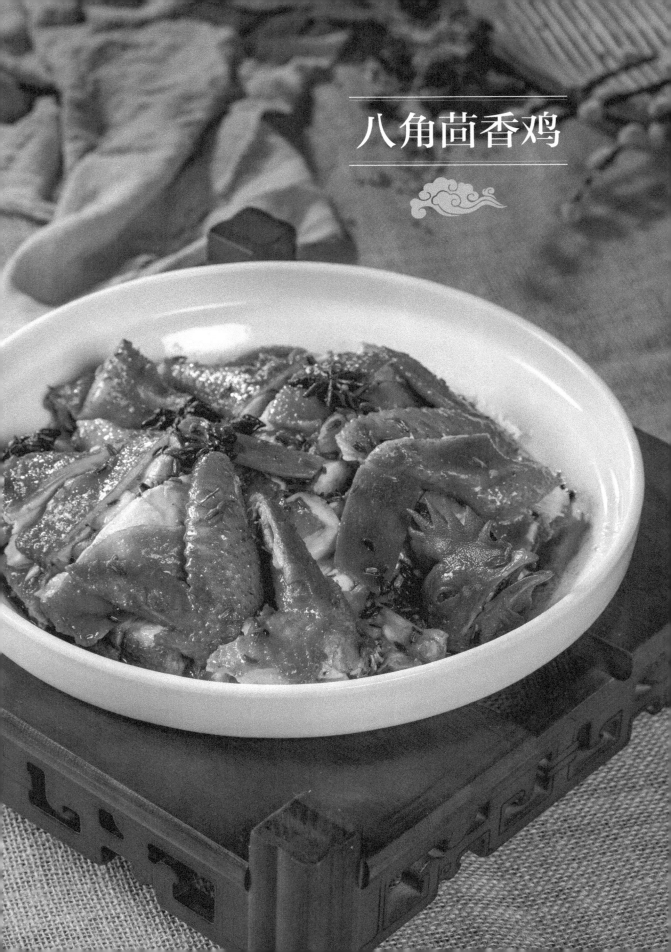

八角茴香鸡

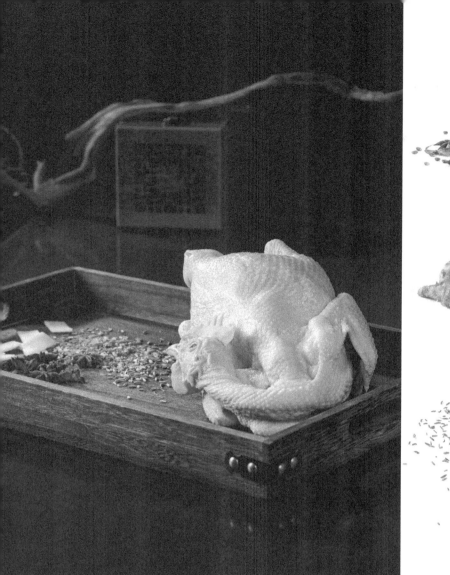

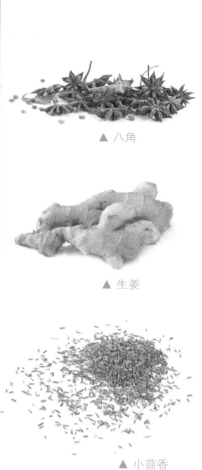

▲ 八角

▲ 生姜

▲ 小茴香

原料　鸡1只约1500克，八角10克，小茴香5克，生姜、生抽、油、盐适量。

制作　鸡洗净备用。起油锅放入姜片小火煸香，再放入八角、茴香炒香，接着将鸡放入，加水没过鸡身一半，加入适量生抽，盖上锅盖开小火焖10分钟。开盖翻动鸡身，边煮边用汤汁淋鸡身，偶尔翻转一下，直至鸡熟透，然后大火收汁，留一碗汤汁备用。将鸡捞出砍件，摆盘，淋汁，即可。

功用　散寒止痛，理气和胃。

方解　八角茴香鸡具有散寒止痛、理气和胃之功用。方中八角为广西道地药材"桂十味"之一，味辛，性温，温阳散寒、理气止痛；小茴香味辛，性温，温肾散寒、和胃理气。适用于脾胃虚弱、脾胃虚寒、脾胃不和者。

八角茴香鸡　　**57**

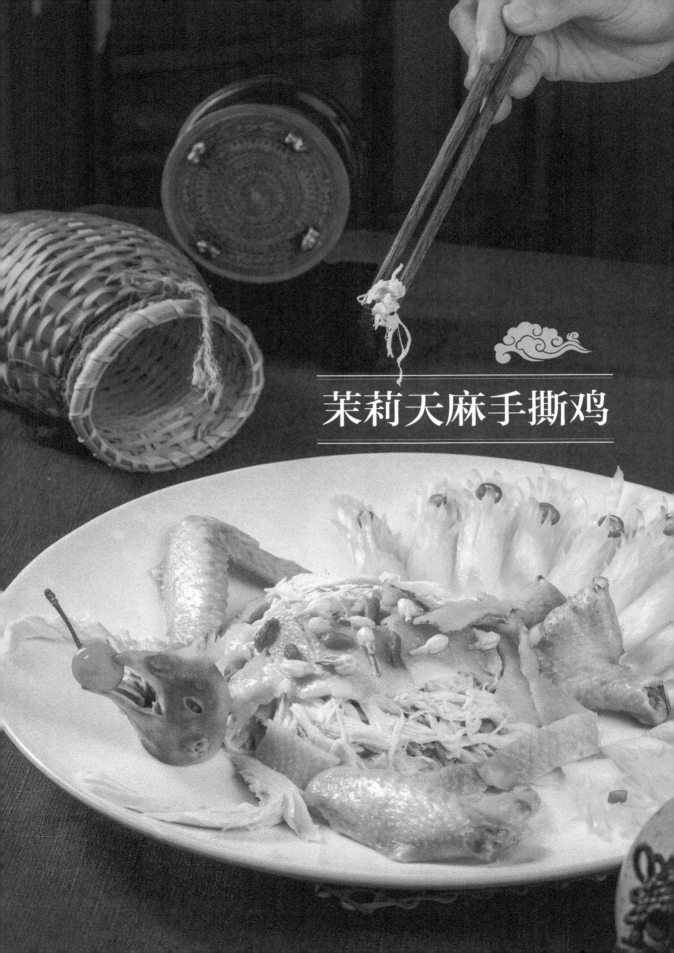

茉莉天麻手撕鸡

原料	鸡 1 只约 1500 克，干茉莉花 20 克，天麻 6 克，枸杞子、香菜、生姜、葱、蒜、油、盐适量。
制作	鸡洗净，用盐在鸡表皮、肚膛不停均匀涂抹 10 分钟至入味，鸡肚中放入干茉莉花、天麻片、枸杞子，表皮再撒上干茉莉花，上蒸笼隔水蒸 30 分钟至熟透。把鸡肉用手撕开分离成丝，鸡皮完整留下，鸡丝上淋鸡肚膛内汤汁后拌匀，撒上香菜、姜丝、蒜丝、葱丝再拌匀，码上碟，把鸡皮依次摆上成整鸡造型，即可。
功用	平肝熄风，疏肝通络。
方解	茉莉天麻手撕鸡具有平肝熄风、疏肝通络之功用。方中天麻味甘质润，入肝经，既能息肝风，又能平肝阳、祛风通络止痛；茉莉花行气开郁、清肝明目。适用于肝阳上亢引起的眩晕、头痛、不寐、中风者。

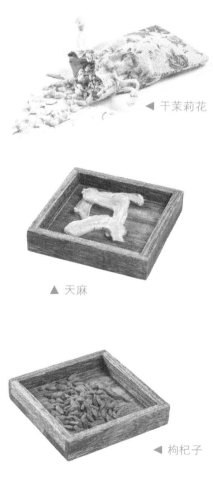

▲ 干茉莉花

▲ 天麻

◀ 枸杞子

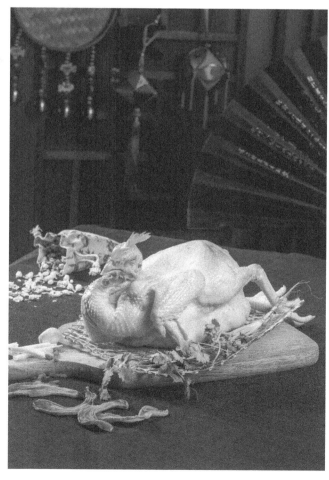

茉莉天麻手撕鸡   **59**

党参隔水蒸鸡

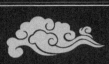

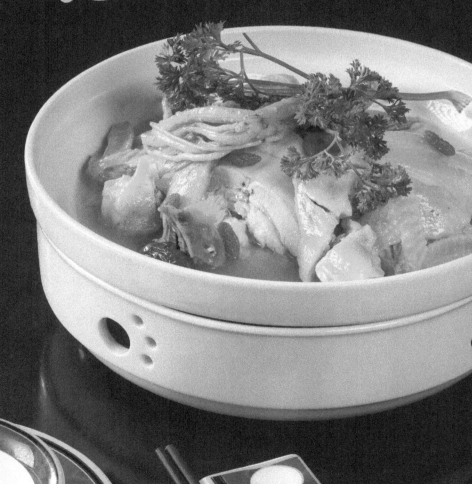

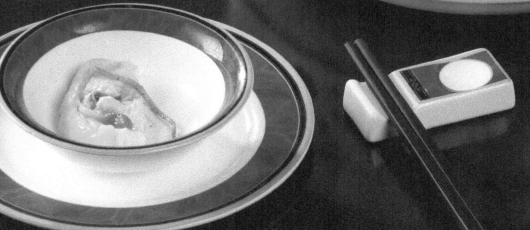

用料	土鸡 1 只约 1500 克，党参 30 克，大枣 6 颗，枸杞子、油、盐、鸡粉适量。
制作	提前 10 分钟用清水泡好党参，整鸡用盐、鸡粉里外均匀涂抹腌制 10 分钟。把党参、大枣全部塞进鸡肚内，放入蒸笼大火蒸 30 分钟后取出，倒出鸡肚内的汤汁、药材，砍件，摆盘。党参一部分垫底，另一部分撒在鸡上，再淋上汤汁，撒上枸杞子，即可。
功用	健脾益气，补精填髓。
方解	党参隔水蒸鸡具有健脾益气、补精填髓之功用。方中党参味甘，性平，健脾益气，具有气血双补的功效；大枣健脾养血。适用于气虚体质、血虚体质以及产后体虚、脾胃虚弱、疲倦乏力者。

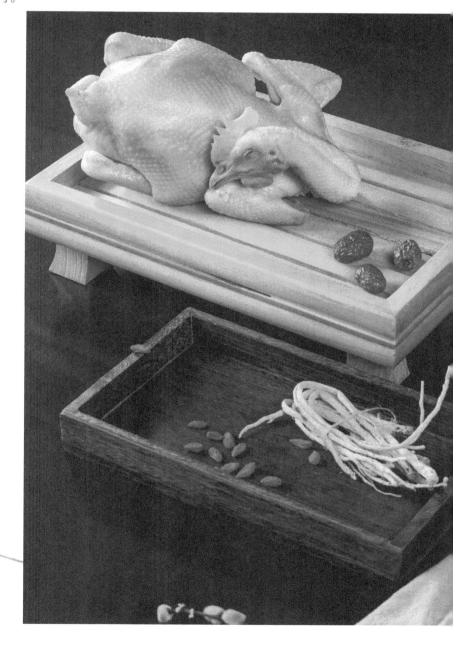

▲ 党参

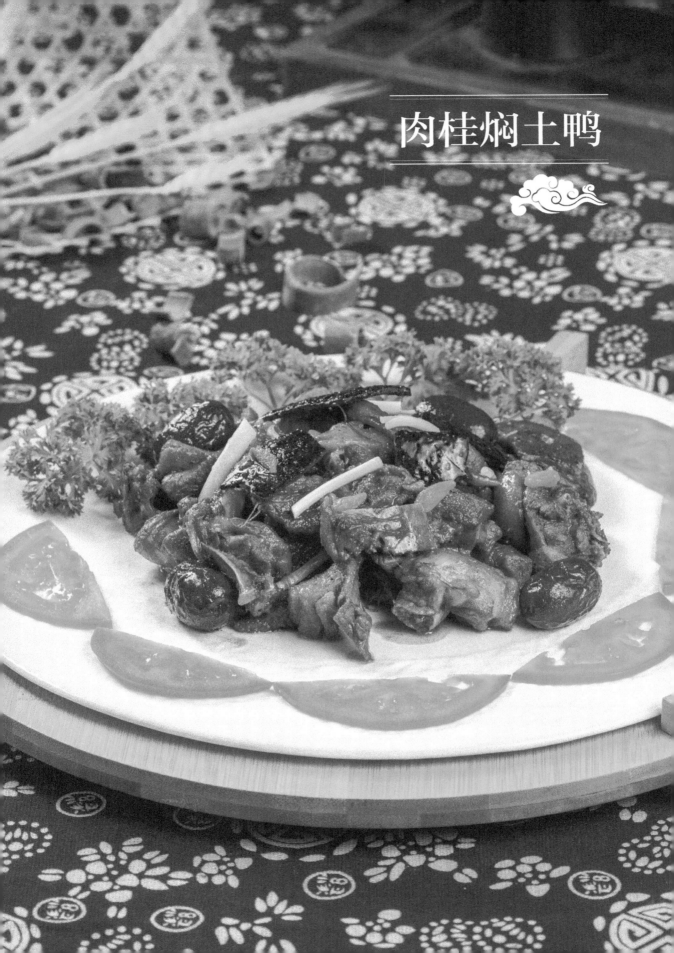

肉桂焖土鸭

原料　青头鸭半只约 750 克，肉桂 30 克，生姜、蒜、干辣椒、料酒、生抽、冰糖、油、盐适量。

制作　青头鸭洗净砍块，焯水备用。热锅放适量油，放冰糖炒至起白沫，加水制成焦糖水，备用。热锅下油，放入肉桂、姜片、蒜粒、干辣椒爆香，放入鸭肉翻炒 5 分钟，加入生抽、焦糖水调味后，焖至收汁，即可。

功用　补肾助阳，散寒止痛。

方解　肉桂焖土鸭具有补肾助阳、散寒止痛之功用。方中肉桂为广西道地药材"桂十味"之一，味甘、辛，性大热，是治命门火衰之要药，既能补肾助阳、散寒止痛，又能引火归原；青头鸭肉滋阴补虚，补肾助阳而不燥热。适用于阳虚所致畏寒肢冷、虚劳等者。

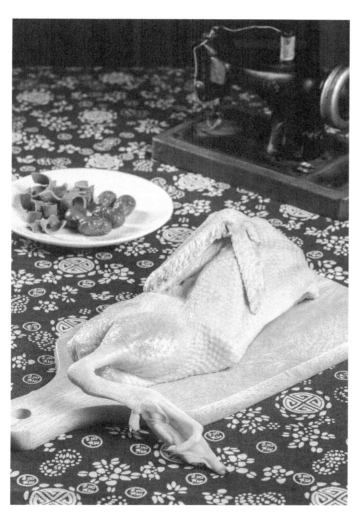

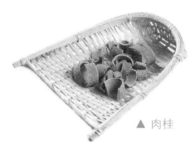
▲ 肉桂

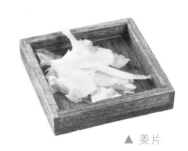
▲ 姜片

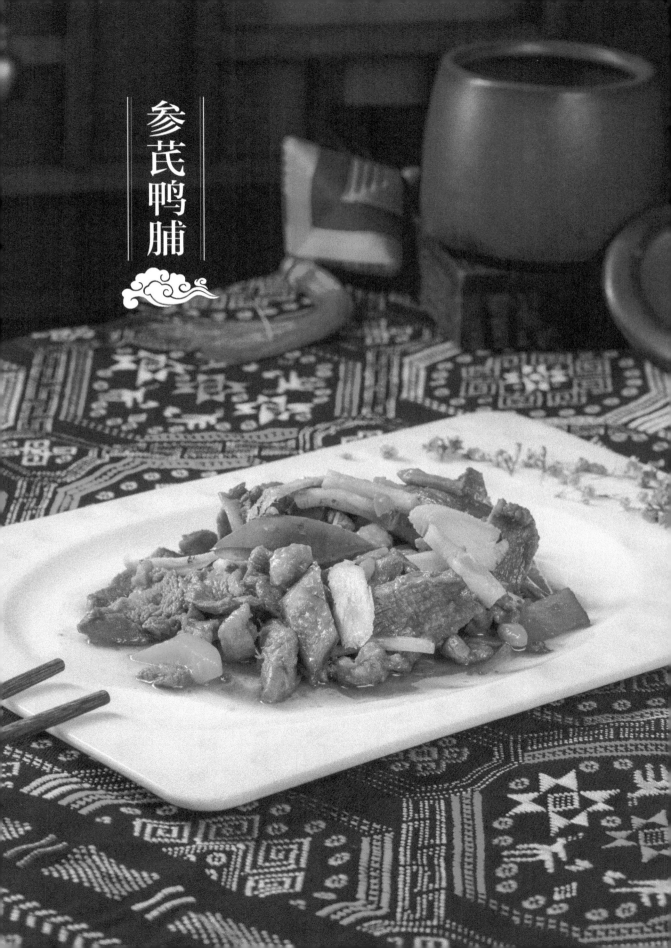

参芪鸭脯

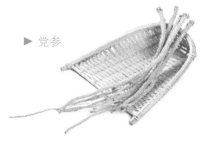

▶ 党参

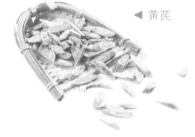

◀ 黄芪

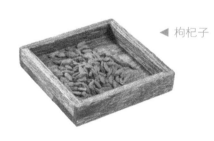

◀ 枸杞子

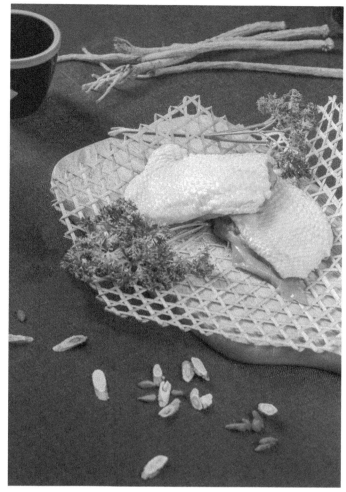

原料	鸭胸肉 500 克，党参 20 克，黄芪 20 克，枸杞子 6 克，生姜 100 克，腐乳 1 块，葱、麻油、料酒、生抽、油、盐适量。
制作	鸭胸肉改刀成厚片，党参、黄芪、枸杞子煮水 40 分钟留汁，备用。热锅下油，放入姜片煸干，放入鸭肉片炒干水分，加料酒、生抽等调味，放入药汁，加水没过鸭肉，中火收汁至浓稠，加入葱段，淋上麻油翻炒两下，起锅装盘，即可。
功用	健脾补气，升阳固表。
方解	参芪鸭脯具有健脾补气、升阳固表之功用。方中党参味甘，性平，善补脾肺之气，能健脾益气；黄芪味甘，性微温，补脾肺之余，还能升阳固表。适用于气虚体质、阳虚体质所致虚劳、倦怠乏力、易反复感冒等者。

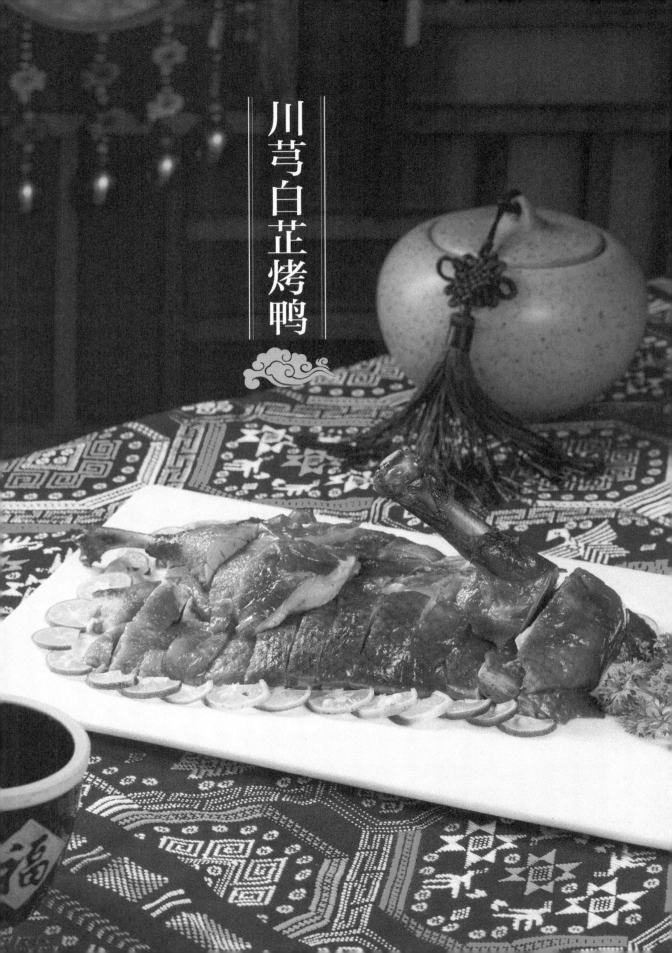

川芎白芷烤鸭

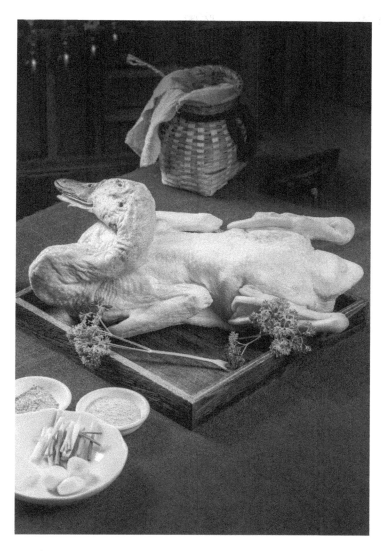

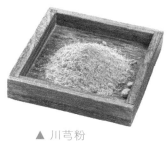

▲ 川芎粉

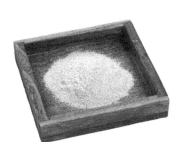

▲ 白芷粉

原料　白条鸭 1 只约 2000 克，川芎粉 20 克，白芷粉 50 克，生姜、葱、蒜、豆腐乳、十三香、料酒、生抽、盐适量。

制作　鸭洗净，把其他原料调成汁放入鸭肚内腌制一夜后取出。鸭肚内再塞入姜、葱、蒜等，鸭皮吹气致皮肉分离，热水淋皮定型，抹上脆皮水后晾干，入烤炉或烤箱烤 45 分钟，即可。

功用　祛风止痛，行气通滞。

方解　川芎白芷烤鸭具有祛风止痛、行气通滞之功用。方中川芎辛温行散，既能祛风止痛，又长于活血行气通滞；白芷辛散温通，善入阳明经，祛风止痛。适用于头痛、眩晕、胁痛、风湿痹痛、外感风邪等者。

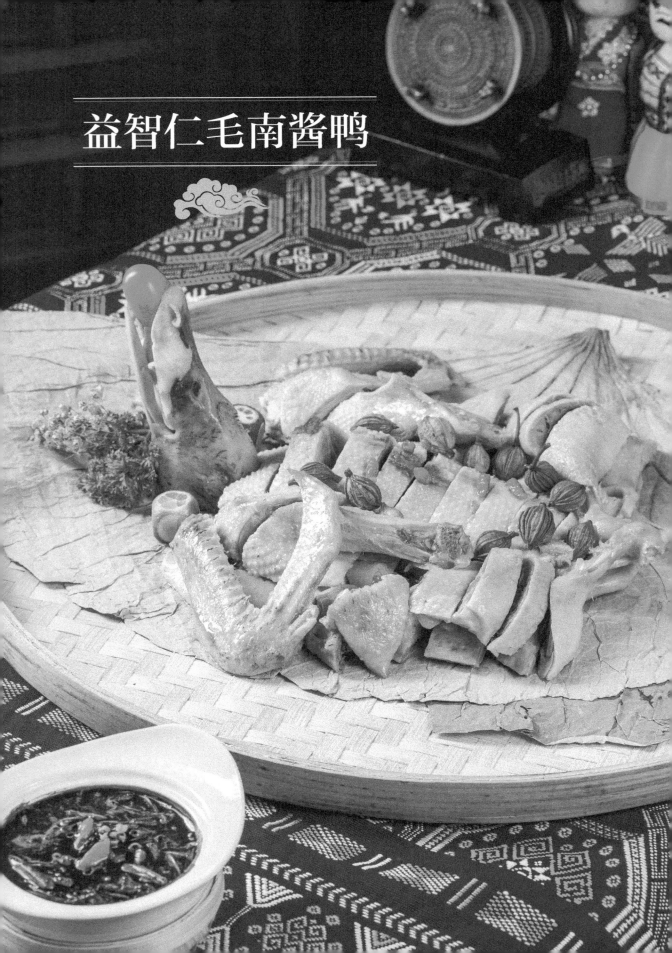

益智仁毛南酱鸭

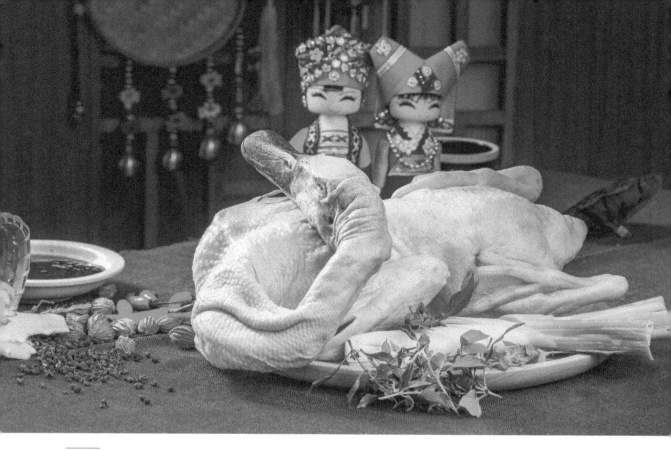

原料	青头鸭 1 只约 1500 克，益智仁 30 克，沙苑子 15 克，核桃仁 15 克，九层塔、新鲜鸭血、花椒、子姜、指天椒、米醋、油、盐适量。
制作	青头鸭宰杀洗净，同益智仁、沙苑子、核桃仁一起煮熟，砍块摆盘。在鸭血中放适量的米醋、盐，均匀搅拌后静置，待血变浓稠后放入切好的子姜丝、九层塔、指天椒、花椒调味，上蒸笼隔水蒸 5 分钟，取出作为蘸酱，即可。
功用	补肾助阳，固精缩尿。
方解	益智仁毛南酱鸭是毛南族传统美食，具有补肾助阳、固精缩尿之功用。方中益智仁补益兼收涩，暖肾温脾、固精缩尿；沙苑子味甘，性温，补肾助阳、固精缩尿、养肝明目；核桃仁补肾温肺、润肠。适用于肾虚、遗精、眩晕、腰膝酸软、下焦虚寒等者。

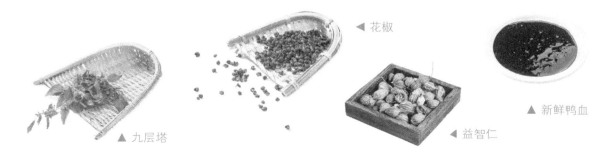

◀ 花椒

▲ 九层塔

◀ 益智仁

▲ 新鲜鸭血

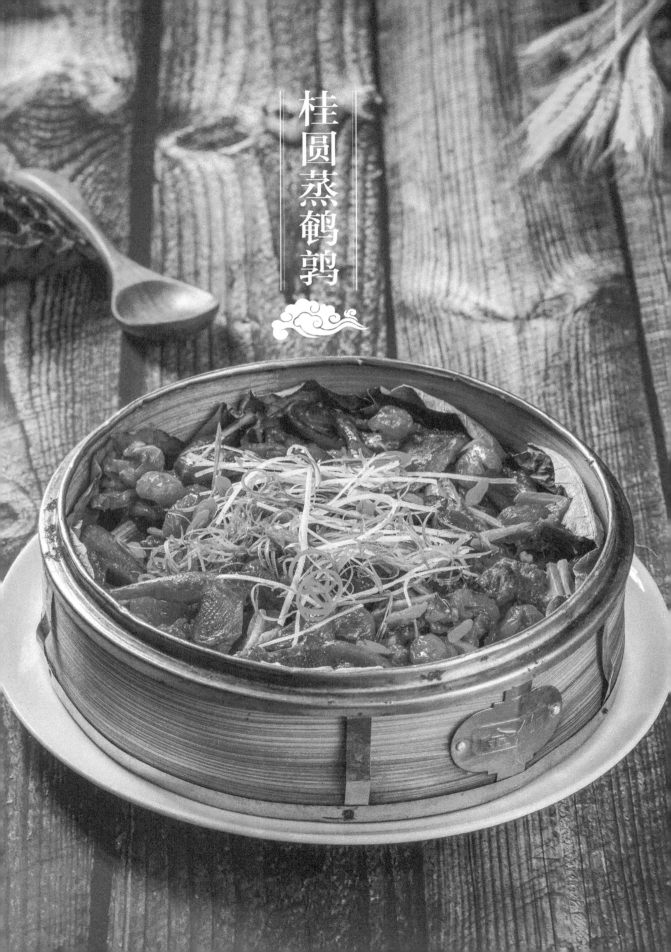

桂圆蒸鹌鹑

原料	鹌鹑4只，桂圆10克，大枣6颗，枸杞子6克，荷叶1张，生姜、葱、蒜、生粉、胡椒粉、蚝油、生抽、麻油、料酒适量。
制作	鹌鹑宰杀洗净砍块，加入胡椒粉、生粉、蚝油、姜粒、葱段、蒜蓉、料酒、生抽腌制10分钟，与桂圆、大枣、枸杞子一起放入用荷叶垫底的蒸笼内大火蒸20分钟，再撒上葱花，淋上麻油，即可。
功用	补益心脾，养血安神。
方解	桂圆蒸鹌鹑具有补益心脾、养血安神之功用。方中桂圆是广西道地药材，味甘，性温，补益心脾、养血安神；鹌鹑补气、强筋骨；枸杞子、大枣合用，健脾养肝血。适用于心悸、不寐、虚劳、健忘、眩晕等者。

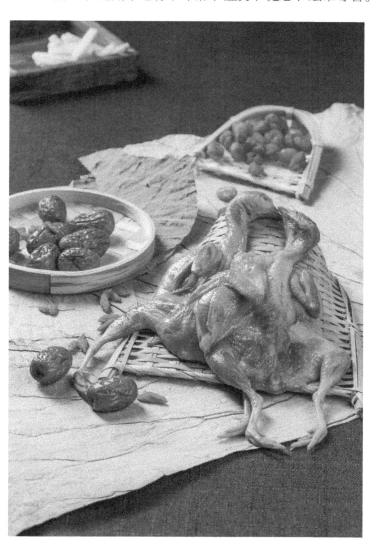

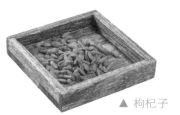

▲ 枸杞子

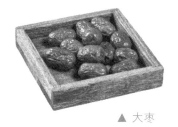

▲ 大枣

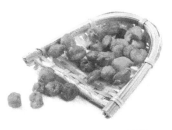

▲ 桂圆

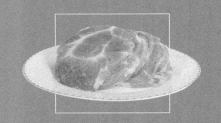

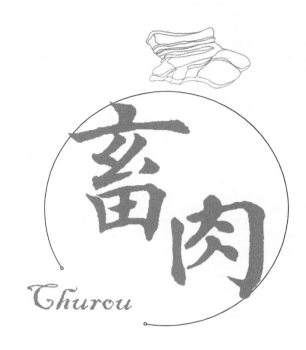

畜肉

Churou

罗汉东坡肉

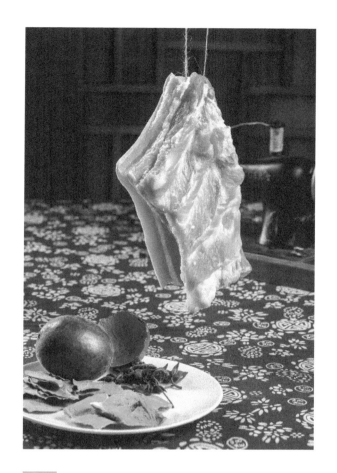

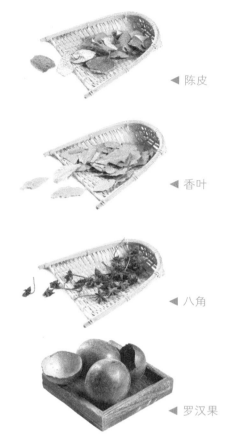

◄ 陈皮

◄ 香叶

◄ 八角

◄ 罗汉果

原料　五花肉 500 克，罗汉果 5 个，陈皮、八角、香叶、十三香、生姜、蒜、洋葱、冰糖、料酒、生抽、油、盐适量。

制作　五花肉洗净，改刀成 5 厘米见方的块状，下锅煮 5 分钟，捞起冲冷水降温，使肉质紧实。将罗汉果表皮洗净，切成两半，取出果肉，做成果盅，备用。热锅放适量油，放冰糖炒至起白沫，加水制成焦糖水，备用。锅中下油，放入姜粒、蒜粒、洋葱粒爆炒 1 分钟，接着下陈皮、八角、香叶爆香，再倒入生抽炝锅，放入焦糖水和半个罗汉果皮，调味后放入五花肉块，大火煮沸改小火煮 1 小时至熟软，再大火收汁后把五花肉块装入果盅，浇上汤汁，即可。

功用　清热利咽，润肺止咳。

方解　罗汉东坡肉具有清热利咽、润肺止咳之功用。方中罗汉果为广西道地药材"桂十味"之一，味甘，性凉，清热润肺、利咽止咳；陈皮理气化痰；五花肉滋阴润燥，肥而不腻。适用于常感咽痒、咳嗽等者。

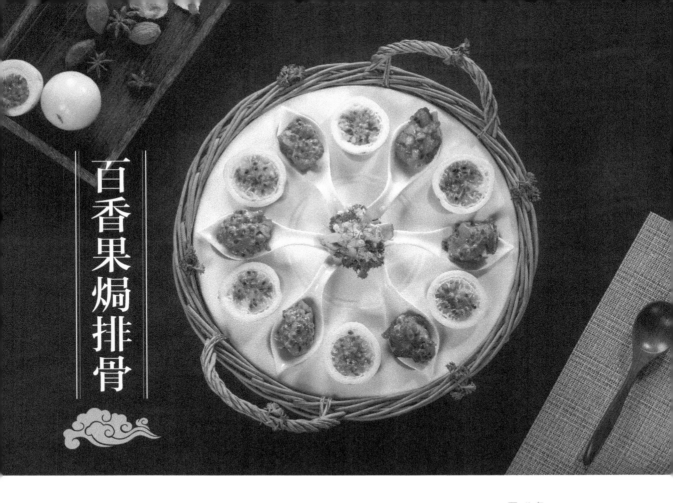

百香果焗排骨

原料	肉排 500 克，百香果 5 个，草果 2 个，陈皮 10 克，八角 3 个，香叶、生姜、冰糖、料酒、生抽、油、盐适量。
制作	肉排洗净，在肉面打上花刀，砍成段，焯水备用。热锅放适量油，放冰糖炒至焦糖色，加适量水，放入肉排、姜片、料酒、生抽、草果等，大火烧开改小火焖 45 分钟收汁至黏稠后，肉排起锅摆盘。锅内留肉汁，加入百香果汁调味，最后把汁淋上肉排，即可。
功用	滋阴生津，养血润燥。
方解	百香果焗排骨具有滋阴生津、养血润燥之功用。方中百香果滋阴生津利咽；排骨滋阴养血润燥。适用于阴虚、血虚体质等者。

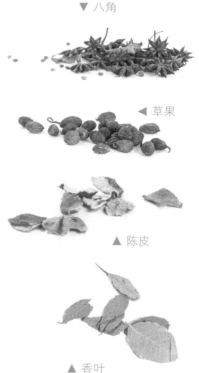

▼ 八角

◀ 草果

▲ 陈皮

▲ 香叶

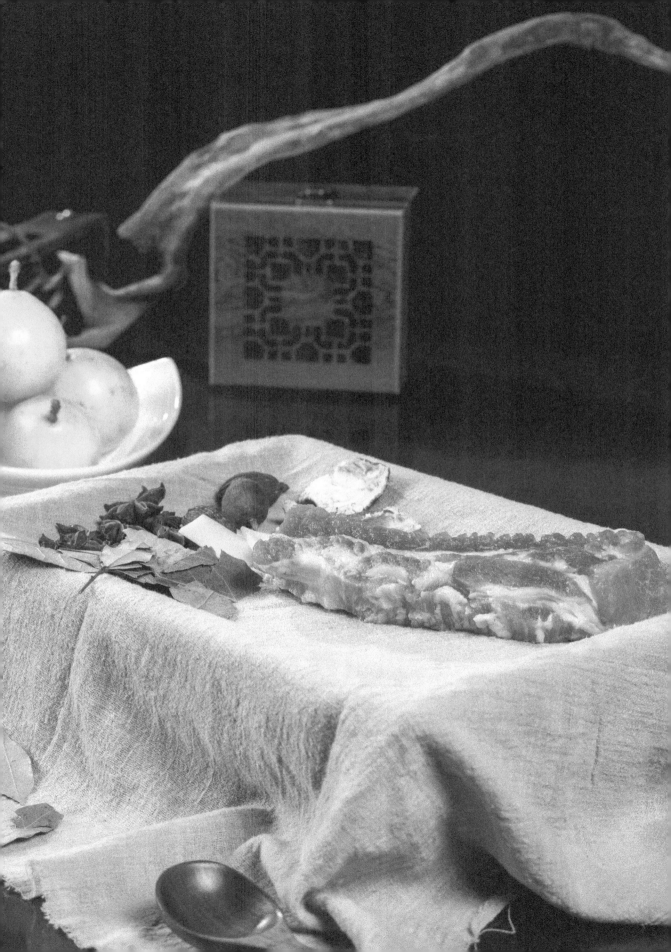

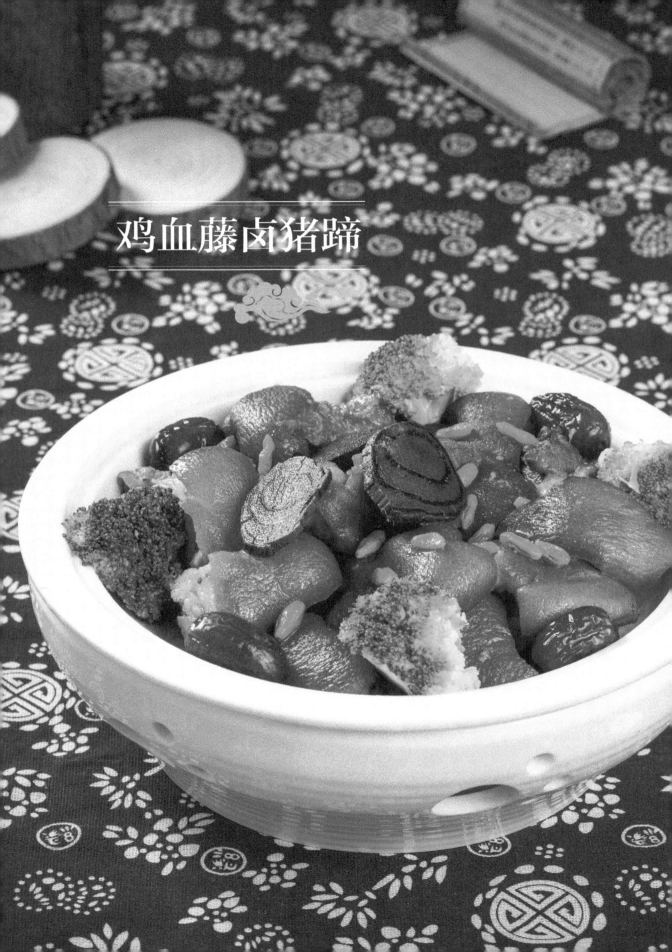

鸡血藤卤猪蹄

原料	猪蹄 750 克，鸡血藤 30 克，大枣 10 颗，八角、陈皮、香叶、生姜、蒜、十三香、冰糖、料酒、油、盐适量。
制作	猪蹄洗净砍块，焯水备用。鸡血藤、大枣、八角、陈皮、香叶放入砂锅，加水煎 45 分钟，备用。热锅放适量油，放冰糖炒至起白沫，加水制成焦糖水。姜粒、蒜粒下油锅爆香后加入焦糖水，放入猪蹄、药汁和调料，大火煮沸改小火煮 1 小时至猪蹄熟软，最后大火收汁，即可。
功用	活血补血，通络止痛。
方解	鸡血藤卤猪蹄具有活血补血、通络止痛之功用。方中鸡血藤和八角都为广西道地药材"桂十味"之一，鸡血藤味苦、微甘，性温，既能活血通络止痛，又能养血补血调经；猪蹄能补益气血。适用于血瘀或血虚导致的月经不调、中风、痹病、虚劳、眩晕等者。

▲ 鸡血藤

◀ 大枣

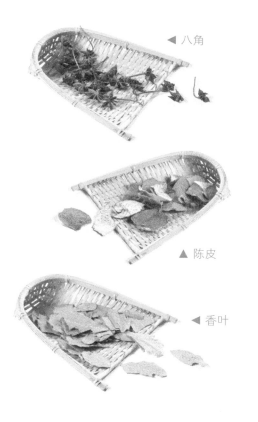

◀ 八角

▲ 陈皮

◀ 香叶

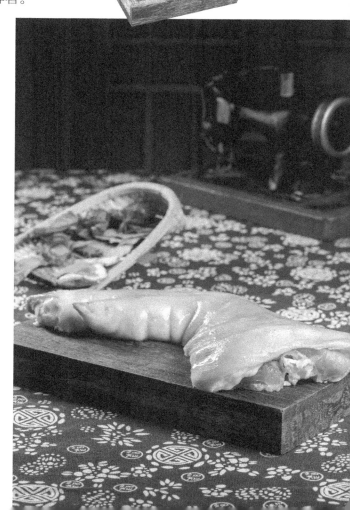

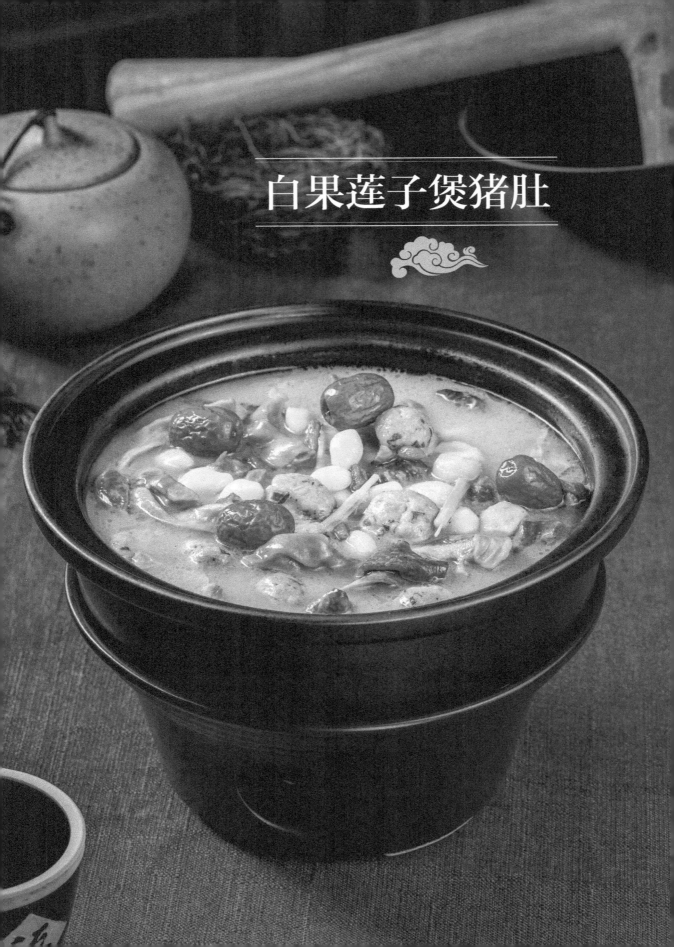

白果莲子煲猪肚

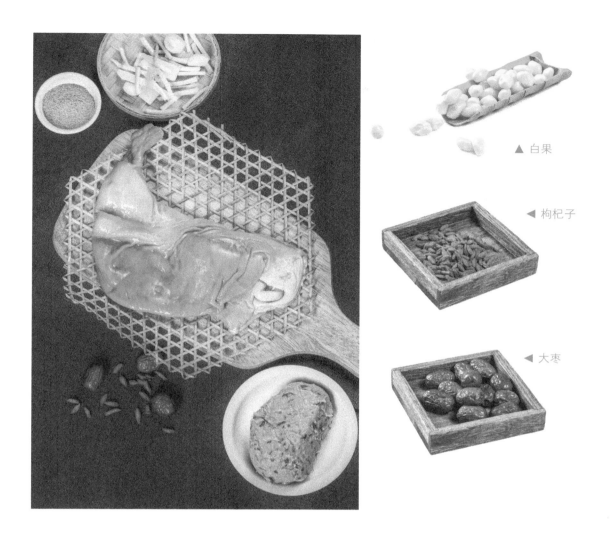

▲ 白果

◀ 枸杞子

◀ 大枣

原料 猪肚 1 个约 500 克，白果 20 颗，莲子 20 颗，山药 20 克，大枣、枸杞子、鱼胶、生姜、蒜、胡椒粉、油、盐适量。

制作 猪肚洗净后焯水，放入锅内煮至熟软，取出改刀，备用。白果、山药、莲子、大枣、枸杞子放入砂锅煮 30 分钟，备用。热锅下油，倒入姜粒、蒜粒爆香，放入猪肚炒 5 分钟，加入高汤烧开，放入煮好的白果、大枣、枸杞子等，加鱼胶焖煮 20 分钟，加胡椒粉、盐适当调味，即可。

功用 健脾祛湿，益肾固摄。

方解 白果莲子煲猪肚具有健脾祛湿、益肾固摄之功用。方中白果味苦涩，除湿收敛、敛肺止咳；莲子味甘，性微凉，入肾经，补脾益肾；山药味甘，性平，善健脾益肺；猪肚补虚健脾。适用于脾虚泄泻、肾虚不固所致腰酸膝软、遗精遗尿等者。

白果莲子煲猪肚

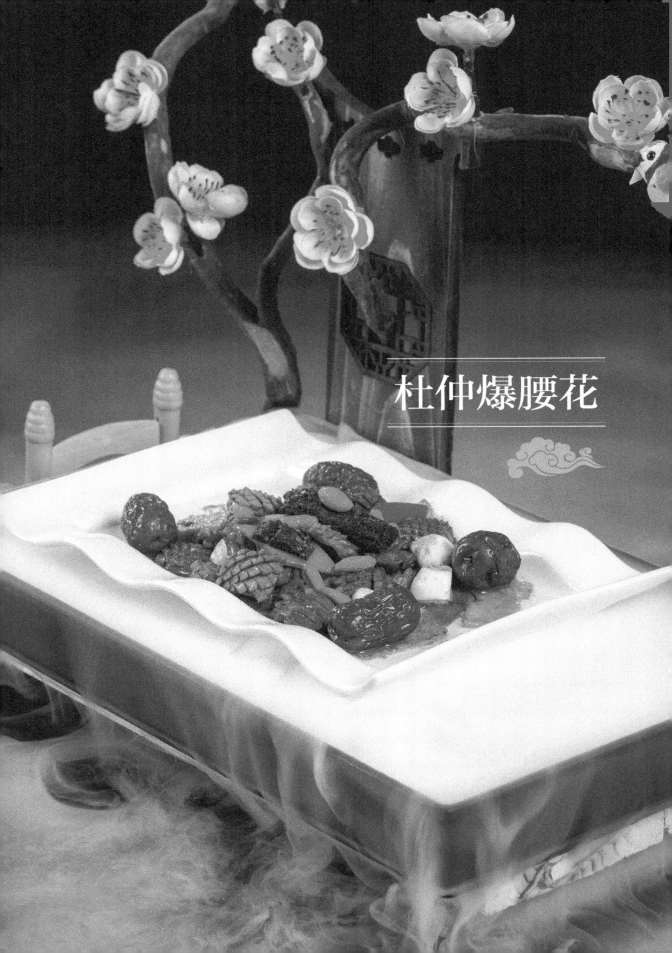

杜仲爆腰花

原料	猪腰2个，杜仲10克，枸杞子10克，大枣10颗，生姜、葱、蒜、生抽、料酒、鸡粉、淀粉、油、盐适量。
制作	将杜仲、枸杞子、大枣放入瓦煲，加400毫升水煎至200毫升，备用。猪腰去筋膜后洗净，切成网状腰花，然后用淀粉、鸡粉、生抽、料酒拌匀，腌10分钟后放入油锅中过油，腰花变色即可捞出。锅中起油，把姜片、葱段、蒜粒倒入锅中煸香，再倒入腰花，加入药汁和适量生抽、料酒煮5分钟，最后勾芡翻炒片刻，起锅装盘，即可。
功用	补肝肾，强筋骨。
方解	杜仲爆腰花具有补肝肾、强筋骨之功用。方中杜仲味甘、微辛，性温，补肝肾、强筋骨；枸杞子味甘，性平，滋补肝肾、益精明目；猪腰补肾强筋。适用于肝肾亏虚、疲倦乏力者，阴虚火旺者不宜食用。

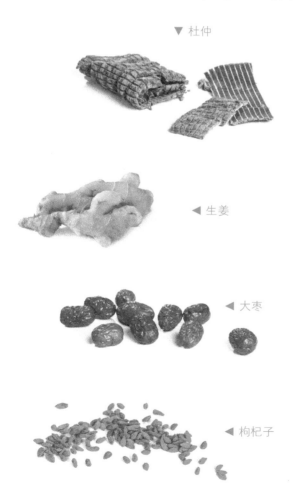

▼ 杜仲

◀ 生姜

◀ 大枣

◀ 枸杞子

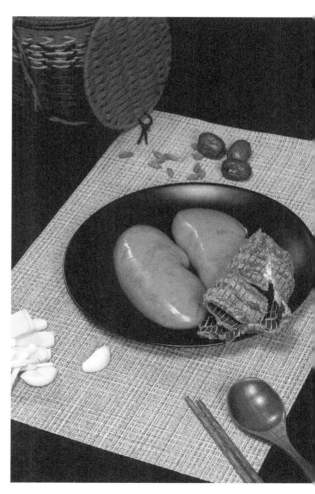

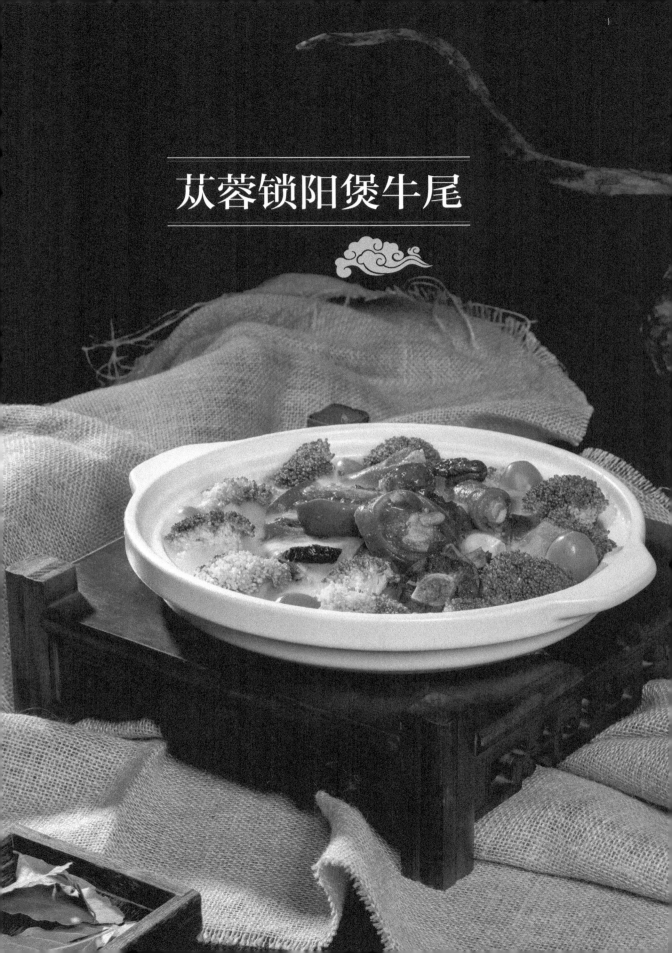

苁蓉锁阳煲牛尾

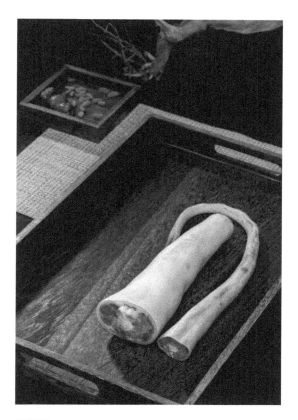

原料　牛尾750克，肉苁蓉30克，锁阳20克，甘草3克，枸杞子10克，八角6克，大枣、陈皮、生姜、葱、蒜、生抽、鸡粉、料酒、油、盐适量。

制作　将肉苁蓉、锁阳、大枣、甘草放入瓦煲中小火煮1小时，备用。牛尾洗净砍段，加姜片、料酒、水煮5分钟去血水后捞起冲净，再与煲好的药材及陈皮、八角等一并放入瓦煲，加高汤及适量生抽、盐、料酒，小火煮2小时。最后倒入炒锅，加入枸杞子，大火收汁，调味装盘，即可。

功用　补肾阳，益精血。

方解　苁蓉锁阳煲牛尾具有补肾阳、益精血之功用。方中肉苁蓉味甘、酸、咸，性温，锁阳味甘性温，两者均能补肾阳、益精血、润肠通便；枸杞子味甘，性平，滋补肝肾、益精明目；陈皮味苦、辛，性温，理气健脾、燥湿化痰。适用于阳虚、气虚者。

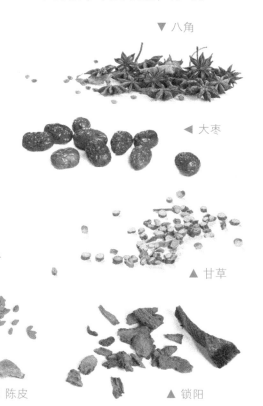

▼ 八角

◀ 大枣

▲ 甘草

▼ 枸杞子

◀ 陈皮

▲ 肉苁蓉

▲ 锁阳

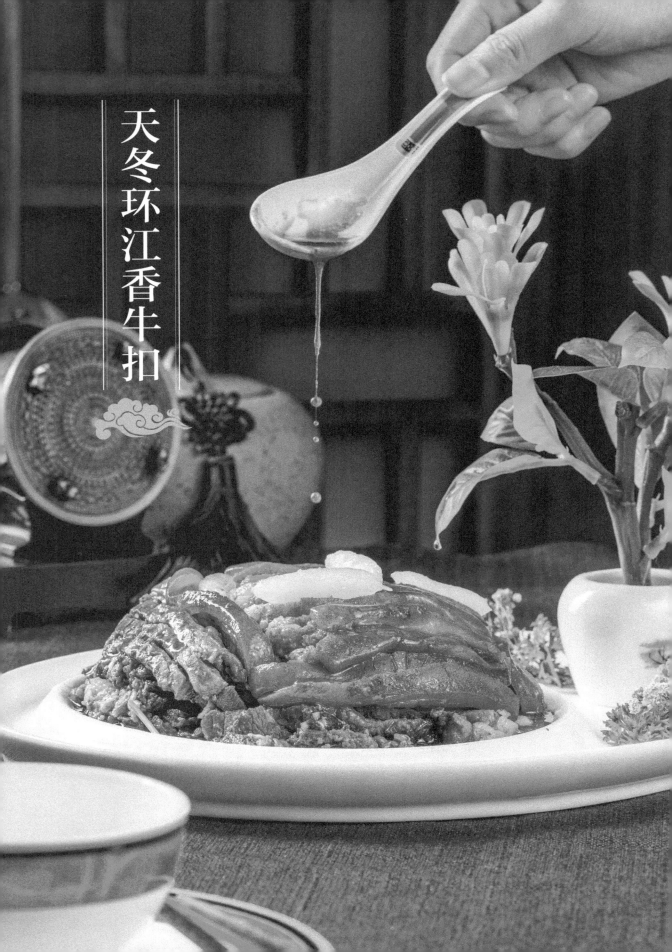

天冬环江香牛扣

原料 带皮环江香牛肉 750 克，天冬 20 克，大枣、陈皮、香叶、八角、桂皮、生姜、葱、蒜、冰糖、十三香、料酒、淀粉、生抽、麻油、油、盐适量。

制作 整块香牛肉焯水备用。热锅放适量油，放冰糖炒至起白沫，加水制成焦糖水，备用。热锅下油，放入香料和姜片、葱段、蒜粒爆香，加高汤、生抽调味制成卤水，香牛肉、大枣、天冬一起下卤水煮至香牛肉皮软，捞起改刀成大块，码入扣碗内，加入卤汁，再用天冬、大枣铺面，上蒸笼隔水蒸 1 小时。倒出汁，反扣碟上，淋上芡汁、麻油，撒上葱花，即可。

功能 滋阴润燥，清肺生津。

方解 天冬环江香牛扣具有滋阴润燥、清肺生津之功用。天冬味甘，性偏寒，滋阴清肺，兼滋肾阴、降虚火。适用于肺肾阴虚、胃阴不足、虚火上炎等者。

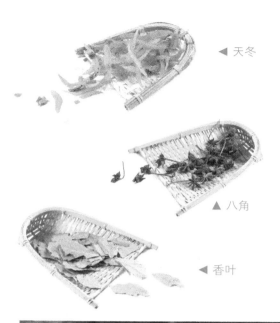

◀ 天冬

▲ 八角

◀ 香叶

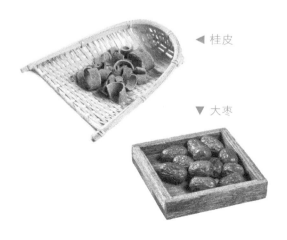

◀ 桂皮

▼ 大枣

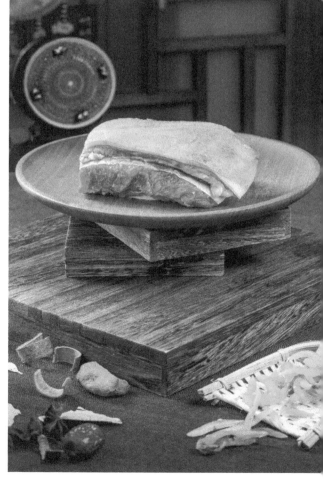

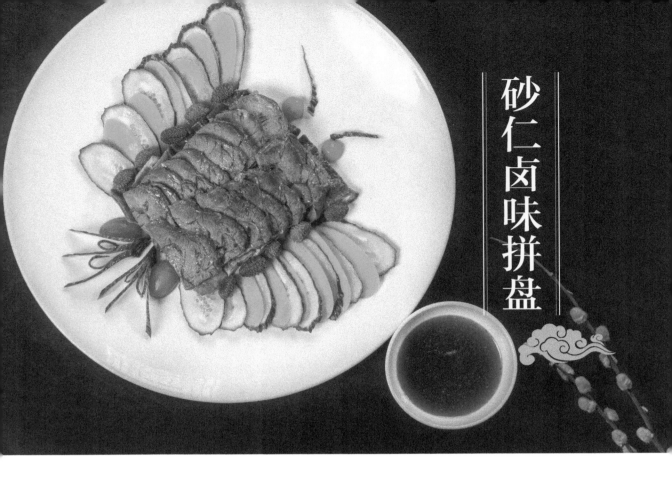

砂仁卤味拼盘

<table>
<tr><td>原料</td><td>牛腱1个，猪肚1个，猪舌1个，砂仁10克，陈皮10克，八角5克，桂皮5克，小茴香5克，洋葱、生姜、葱、蒜、十三香、冰糖、料酒、生抽、油、麻油、盐适量。</td></tr>
<tr><td>制作</td><td>牛腱、猪肚、猪舌洗净，焯水5分钟备用。热锅放适量油，放冰糖炒至起白沫，加水制成焦糖水，备用。热锅下油，加入陈皮、八角、桂皮、小茴香、洋葱、姜片、葱段、蒜米炒香，然后加适量水、生抽、焦糖水、砂仁、十三香、料酒调味，放入牛腱小火煮15分钟，再放入猪肚、猪舌小火煮45分钟后捞起，切片摆盘，淋上卤汁和几滴麻油，即可。</td></tr>
</table>

▼ 小茴香

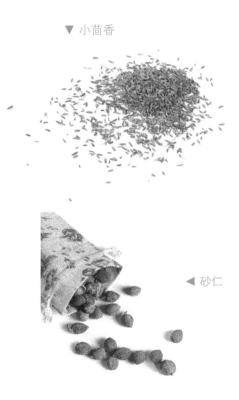

◀ 砂仁

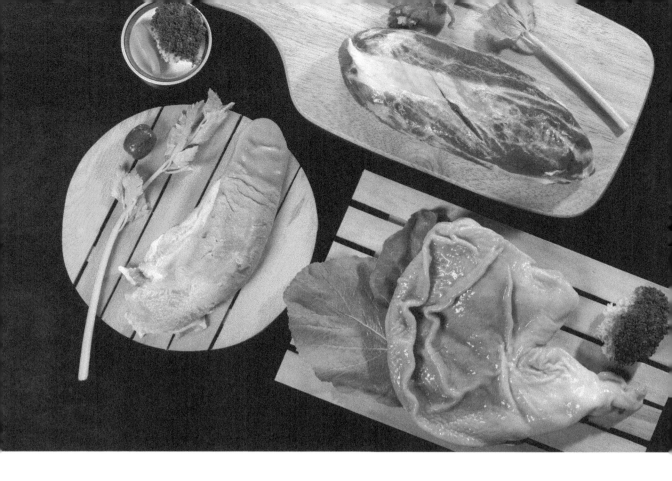

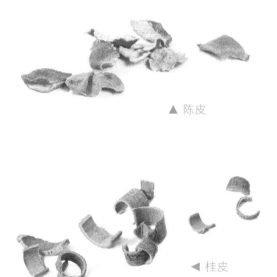

▲ 陈皮

◀ 桂皮

功用	补益脾胃，理气和中。
方解	砂仁卤味拼盘具有补益脾胃、理气和中之功用。方中砂仁味辛，性温，化湿开胃、理气温脾；陈皮味苦、辛，性温，理气健脾、燥湿化痰；桂皮味辛、甘，性温，温中散寒、理气止痛；小茴香味辛，性温，散寒止痛、理气和胃。适用于脾胃虚弱者。

淫羊藿烧羊肉

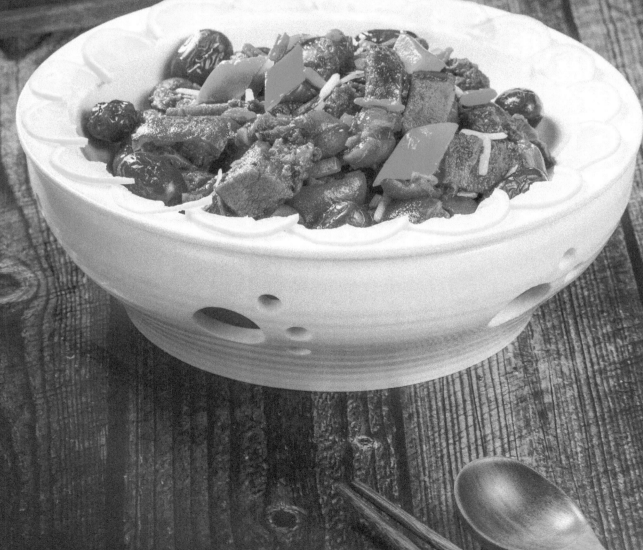

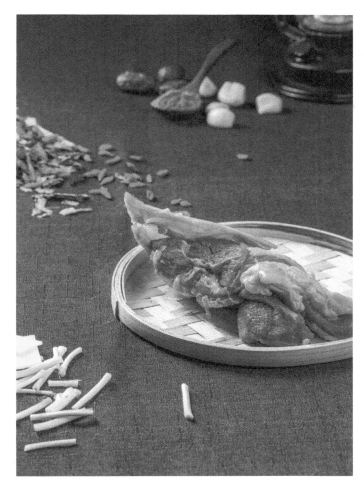

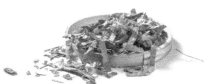

▲ 淫羊藿

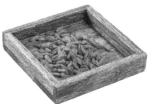

▲ 枸杞子

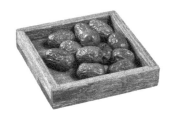

▲ 大枣

原料 羊肉 500 克，淫羊藿 20 克，大枣 10 颗，枸杞子 20 粒，生姜、蒜、十三香、生抽、蚝油、料酒、麻油、油、盐适量。

制作 淫羊藿装纱布袋放入砂锅，加 400 毫升水煮成 200 毫升，备用。羊肉洗净切小块，焯水沥干。热锅放油，放入姜片、蒜粒煸香，倒入羊肉翻炒爆香，再加入枸杞子、大枣及淫羊藿药汁，小火烧至羊肉熟软，大火收汁至浓稠，适当调味，淋上麻油，即可。

功用 补肾助阳，养血强筋。

方解 淫羊藿烧羊肉具有补肾助阳、养血强筋之功用。方中淫羊藿味辛、甘，性温，长于补肾壮阳，入肝肾，强筋骨；羊肉味甘，性温，补肾壮阳、健脾养血；枸杞子、大枣健脾养血。适用于阳虚体质、血虚体质所致畏寒肢冷、腰膝酸痛、眩晕、心悸者。

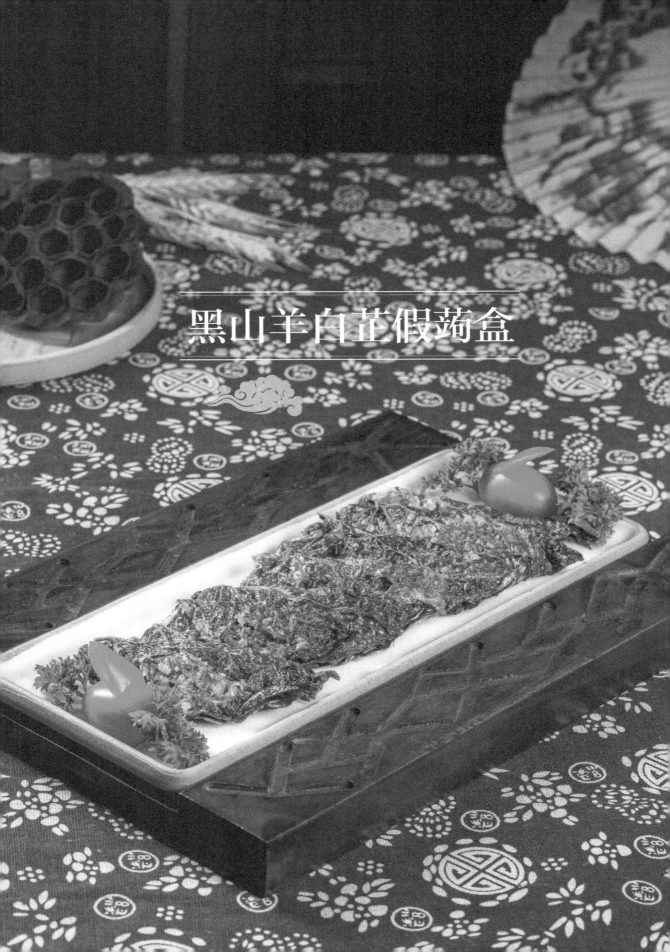

黑山羊白芷假蒟盒

原料　黑山羊肉 250 克，白芷粉 10 克，假蒟叶 12 张，生姜、葱、蒜、淀粉、蚝油、料酒、生抽、麻油、油、盐适量。

制作　羊肉洗净剁碎，加入白芷粉、料酒、蚝油等，反复摔打至起胶。假蒟叶洗净裁剪成圆形，每张假蒟叶包一团羊肉后将边缘压紧，再在假蒟叶外层拍上一层淀粉，放入热油锅中炸熟，即可。

功用　温中散寒，祛风止痛。

方解　黑山羊白芷假蒟盒具有温中散寒、祛风止痛之功用。方中白芷味辛，性温，解表散寒、祛风止痛，入足阳明胃经；假蒟为两广地区常见野菜，温中散寒、祛风利湿、消肿止痛；黑山羊肉性温。适用于脾胃虚寒、体弱易受风寒者。

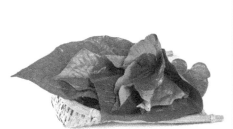

▲ 假蒟叶

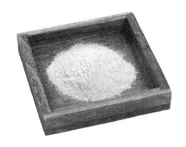

▲ 白芷粉

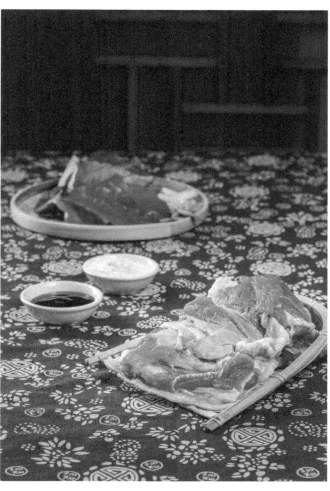

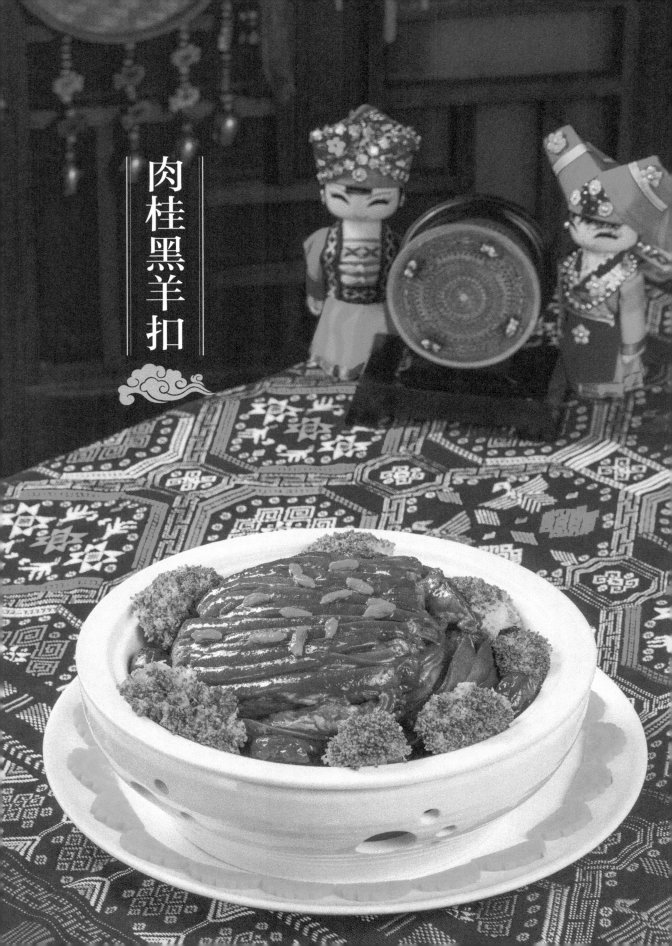

肉桂黑羊扣

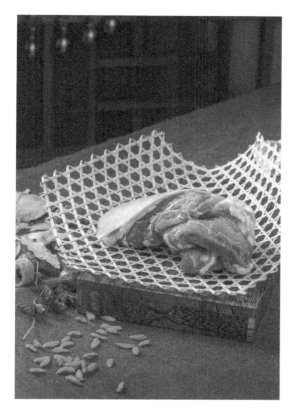

原料　去骨带皮羊腿肉 750 克，桂皮 10 克，大枣 10 颗，八角 2 颗，香叶、陈皮、生姜、葱、蒜、十三香、豆腐乳、冰糖、料酒、生抽、麻油、油、盐适量。

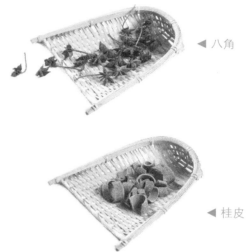

◀ 八角

◀ 桂皮

制作　羊肉表皮部分用油炸 8 分钟，再卤至熟软，改刀切大片码在碗内，大枣去核放在羊肉上，再倒入由肉桂等制作的卤水，上蒸笼大火蒸 1 小时，取出后倒出汤汁，反扣至碟中，最后滴上麻油，淋上汤汁，即可。

功用　温中健脾，补肾助阳。

方解　肉桂黑羊扣具有温中健脾、补肾助阳之功用。方中肉桂温通经脉、温阳化气；羊肉味甘，性温，温中健脾、补肾助阳；大枣健脾养血。适用于阳虚、血虚等所致脾胃虚寒、脘腹冷痛、畏寒肢冷等者。

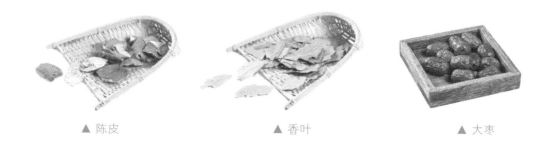

▲ 陈皮　　　　　　▲ 香叶　　　　　　▲ 大枣

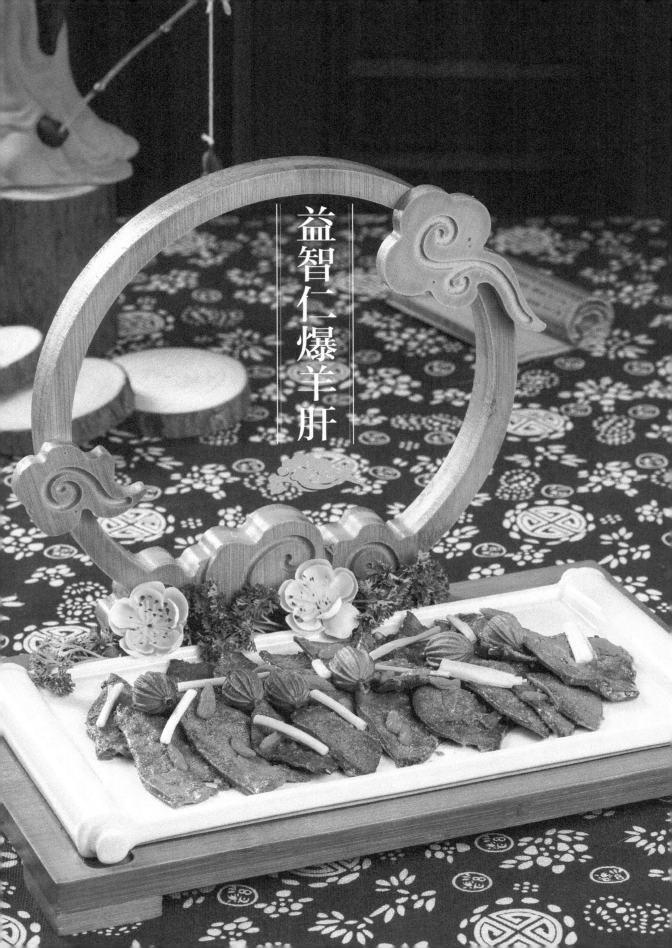

益智仁爆羊肝

原料	羊肝 500 克，益智仁 20 克，大枣 6 颗，生姜、葱、蒜、生抽、麻油、油、盐适量。
制作	羊肝切厚片，用水冲刷 20 分钟，益智仁、大枣放入砂锅内，小火煎 45 分钟，备用。热锅下油，放入姜片、葱段、蒜米爆香，倒入羊肝炒至干香，加生抽、药汁翻炒 5 分钟，调味后淋上麻油，即可。
功用	补肾固精，温脾止泻。
方解	益智仁爆羊肝具有补肾固精、温脾止泻之功用。方中益智仁味辛，性温，能补肾助阳、固精缩尿，还能温脾止泻；羊肝温中补肝肾。适用于脾肾亏虚之泄泻、肾虚遗精遗尿及腰痛、虚劳等者。

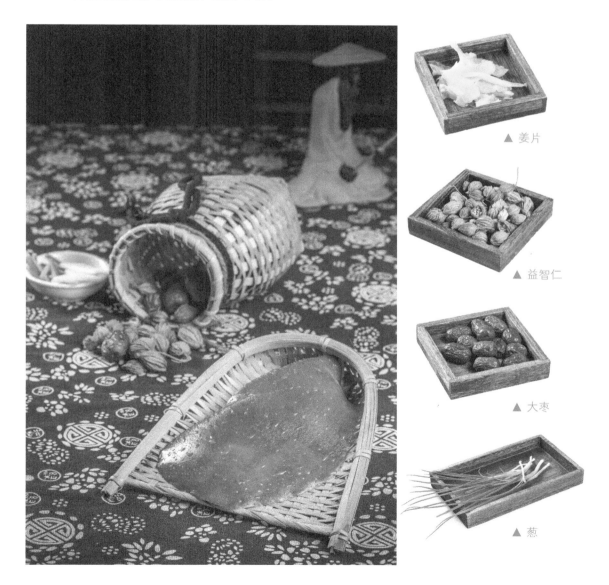

▲ 姜片

▲ 益智仁

▲ 大枣

▲ 葱

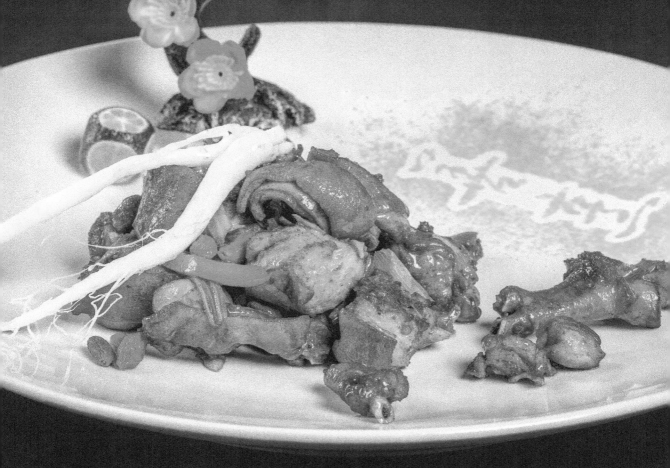

人参烧兔肉

原料　兔肉500克，人参10克，大枣10颗，豆腐乳1块，八角3颗，陈皮6克，香叶、生姜、葱、蒜、胡椒粉、冰糖、生抽、油、盐适量。

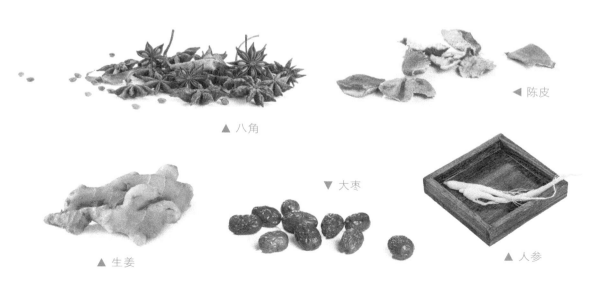

制作　人参放入瓦煲，加水小火煮1小时，留汁备用。兔肉洗净砍块，焯水备用。热锅放适量油，放冰糖炒至起白沫，加水制成焦糖水，备用。热锅下油，放入姜片、蒜米爆香，加入豆腐乳、陈皮、八角、香叶煸香，再放入兔肉炒至微黄，加入生抽、料酒、焦糖水、人参汁及大枣，煮至收汁，调味后撒上少许胡椒粉焖5分钟，即可。

功用　补脾益肺，生津养血。

方解　人参烧兔肉具有补脾益肺、生津养血之功用。方中人参甘温补虚，能大补元气，长于补益脾肺之气，兼能生津养血；兔肉味甘，性凉，补中健脾、生津止渴；大枣补中养血。适用于气虚体质以及脾胃虚弱、易疲倦乏力者。

▲ 八角

◀ 陈皮

▼ 大枣

▲ 生姜

▲ 人参

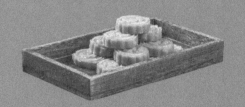

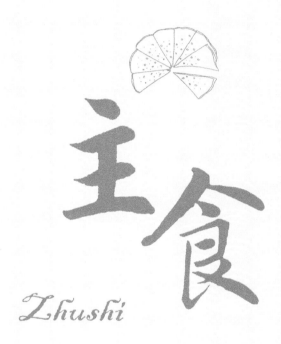

主食

Zhushi

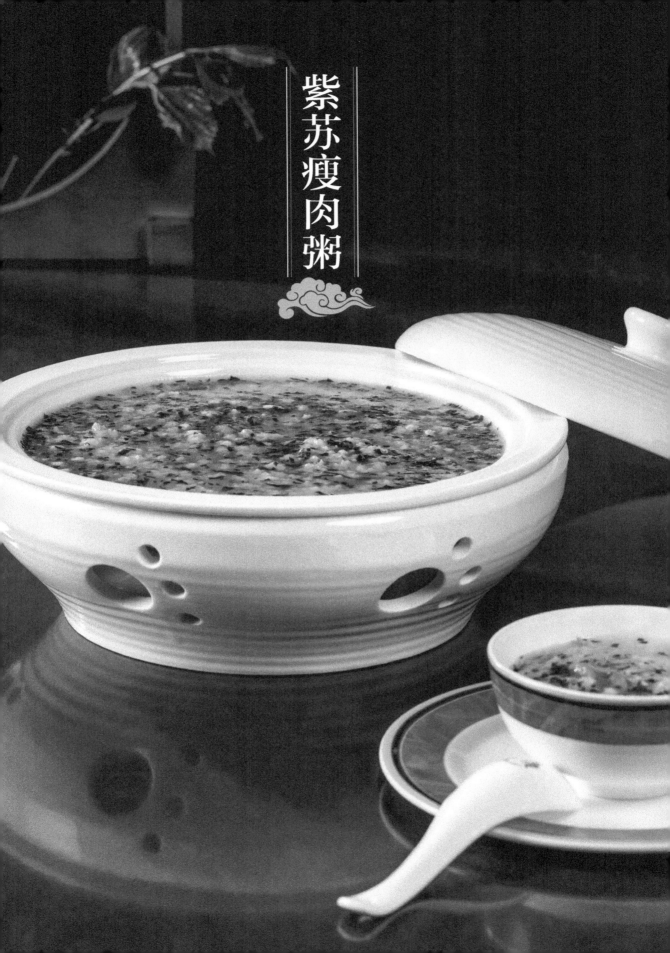

紫苏瘦肉粥

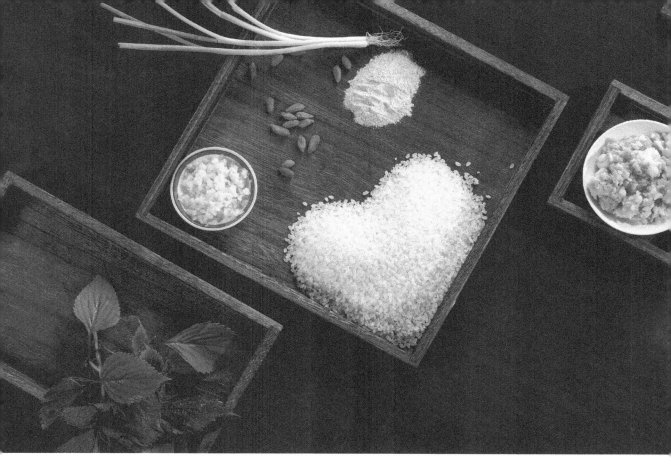

用料	鲜紫苏叶 25 克，瘦肉 50 克，粳米 150 克，生姜、葱、胡椒粉、麻油、油、盐适量。
制作	粳米洗净，煮成黏稠状粥备用。将瘦肉及紫苏叶剁碎备用。热锅下油，放入姜末、碎肉翻炒 2 分钟，加粥和一勺高汤小火慢煮，不停翻动以免粘锅煮焦。最后下紫苏、胡椒粉、麻油和盐调味，起锅撒上葱花，即可。
功用	行气和胃，解表散寒。
方解	紫苏瘦肉粥具有行气和胃、解表散寒之功用。方中紫苏及生姜皆味辛、性温，散寒解表，紫苏理气宽中，生姜温中止吐。适用于外感风寒、脾胃虚弱、脾胃不和、妊娠剧吐者。

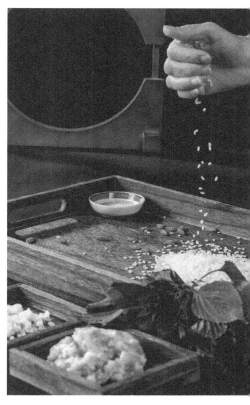

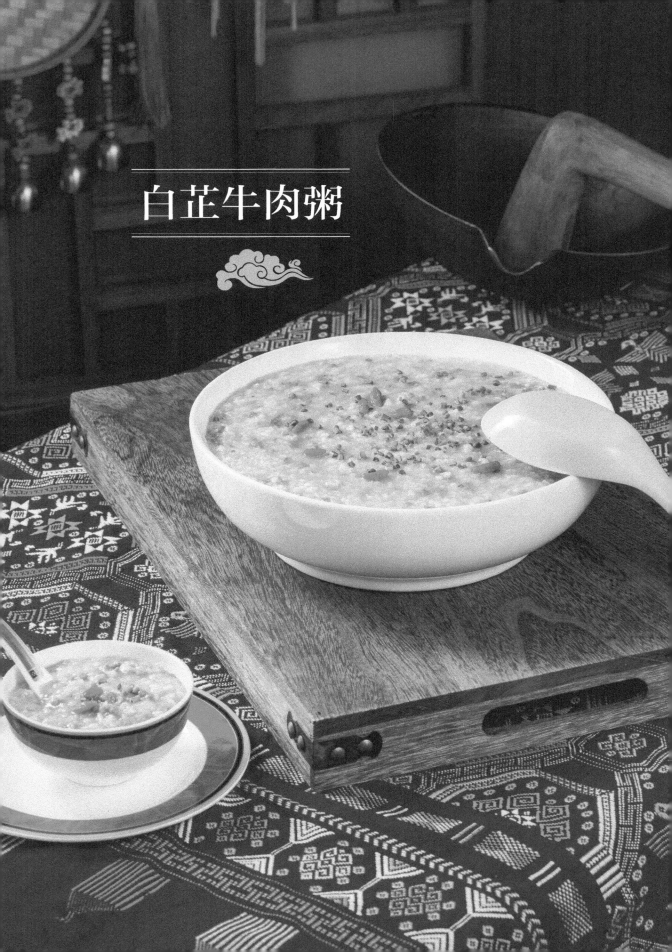

白芷牛肉粥

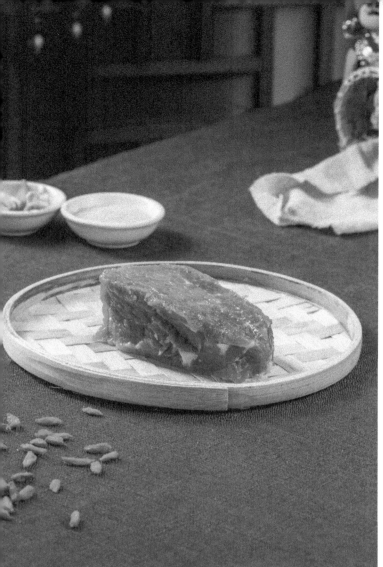

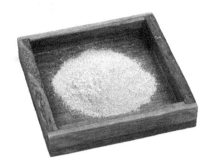

▲ 白芷粉

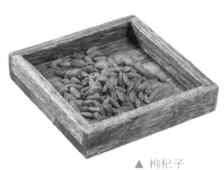

▲ 枸杞子

原料	牛肉 100 克，粳米 200 克，白芷粉 25 克，薄荷 10 克，枸杞子、生姜、葱、胡椒粉、淀粉、油、麻油、蚝油、盐适量。
制作	将粳米煮成粥备用。牛肉剁成泥，加入蚝油、淀粉、姜片等腌制 10 分钟，再与粥一起入锅，加入白芷粉、枸杞子慢火煮至黏稠。出锅前 5 分钟放入薄荷及盐调味，撒上葱花、胡椒粉，淋上几滴麻油，即可。
功用	疏风解表，通窍止痛。
方解	白芷牛肉粥具有疏风解表、通窍止痛之功用。方中白芷辛散温通，不仅能祛风解表散寒，还长于通窍止痛；薄荷清轻凉散，能疏风解表、芳香通窍。适用于感冒、外感风邪、头痛、鼻塞流涕者。

益脾糕

原料　面粉200克，白术10克，鸡内金5克，干姜2克，酵母4克，大枣6颗，白糖适量。

制作　白术、干姜、鸡内金研磨成粉，与面粉混匀，加入水、酵母及适量白糖，搅拌面糊至无颗粒感后倒入模具中，把去核大枣均匀铺在面糊上，放入水已烧开的蒸锅里，大火蒸30分钟，即可。

功用　温中健脾，和胃消食。

方解　益脾糕具有温中健脾、和胃消食之功用。
方中白术甘温补虚，补气健脾、燥湿利尿；干姜味辛，性热，温中散寒、健运脾阳；鸡内金健运脾胃、消食化积。适用于脾胃虚弱、脾虚食积、脾胃不和者。

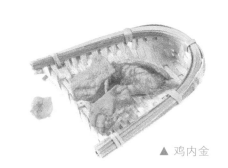
▲ 鸡内金

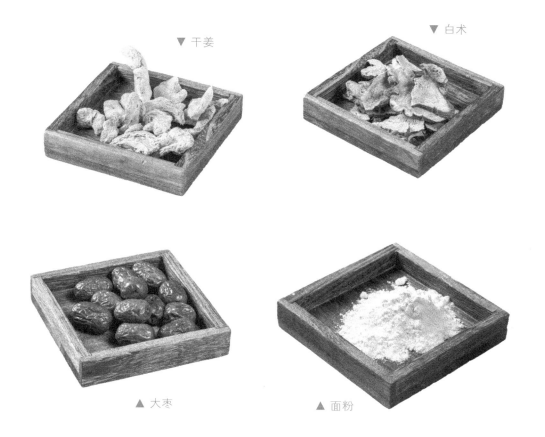
▼ 干姜
▼ 白术
▲ 大枣
▲ 面粉

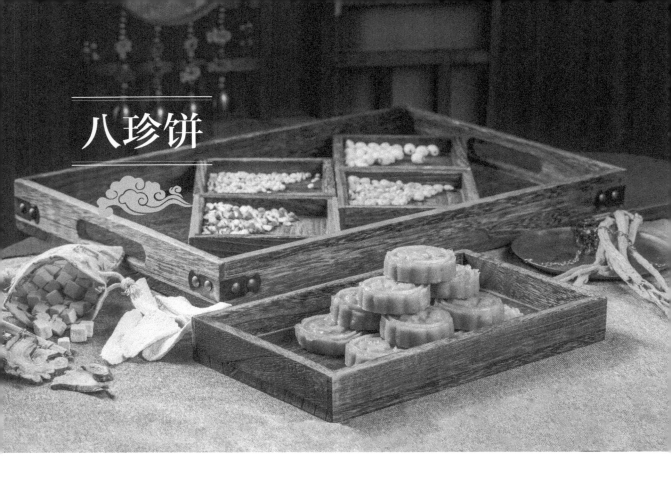

八珍饼

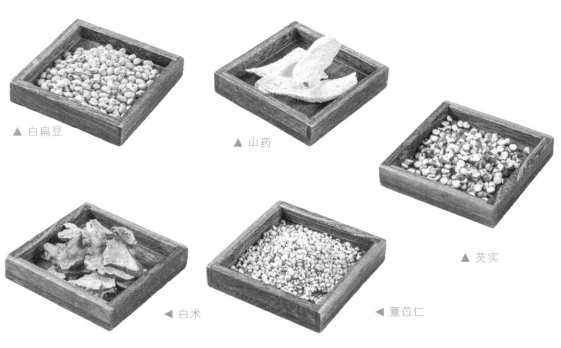

▲ 白扁豆

▲ 山药

▲ 芡实

◀ 白术

◀ 薏苡仁

原料	粳米粉 150 克，糯米粉 150 克，党参 6 克，白术 10 克，茯苓 10 克，山药 10 克，莲子 10 克，白扁豆 10 克，芡实 10 克，薏苡仁 10 克，白糖 50 克。

制作 将党参、白术、茯苓、山药、莲子、白扁豆、芡实、薏苡仁洗净炒熟打成粉，加入白糖、糯米粉、粳米粉混合均匀，加入热开水揉成面团。将大面团分成每个 50 克左右的小面团，用饼模压成圆饼状，放入蒸锅，大火蒸 20 分钟，即可。

功用 健脾益气，和胃祛湿。

方解 八珍饼具有健脾益气、和胃祛湿之功用。方中党参善补益脾肺之气，白术补气健脾、燥湿利尿，茯苓利尿渗湿，山药补脾气、益脾阴，白扁豆健脾化湿和中，芡实补肾固涩、补脾除湿止泻，薏苡仁健脾止泻、利尿渗湿。适用于脾虚湿盛、脾胃不和、脾肾亏虚、困倦乏力者。

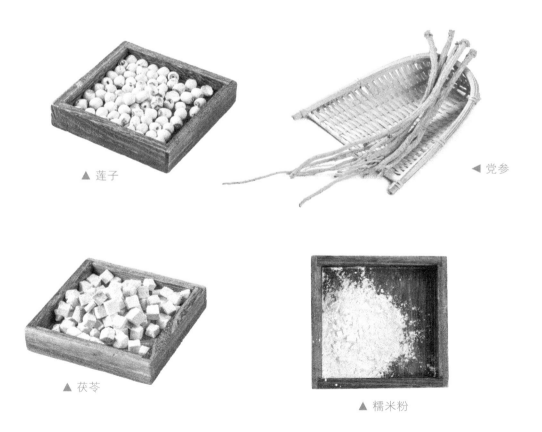

▲ 莲子　　　　　　　　　　◀ 党参

▲ 茯苓　　　　　　　　▲ 糯米粉

主食

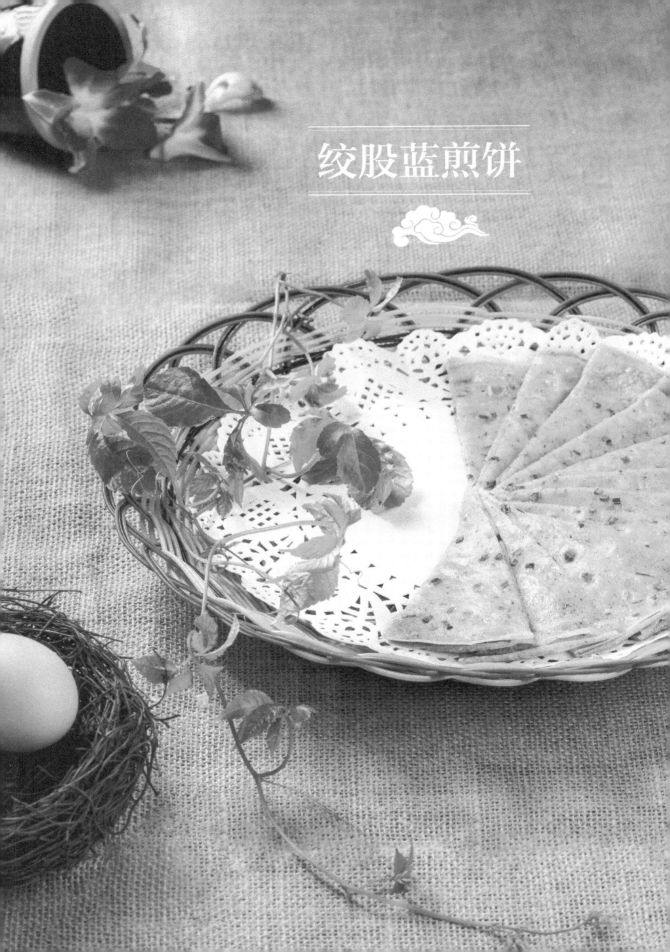

绞股蓝煎饼

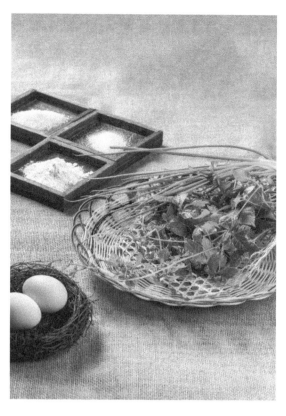

原料	鲜绞股蓝叶 75 克，面粉 100 克，鸡蛋 1 个，葱、小苏打、白糖、花生油、盐适量。
制作	将鲜绞股蓝叶加适量水打成汁，再与面粉、鸡蛋、白糖、食盐、小苏打一起混合调成面糊，搅拌至面糊无颗粒感后加入葱花。在平底煎锅上刷少量花生油，加热至 150℃，倒入面糊，转动平底煎锅，让面糊均匀流动成面饼，小火烙至表面干化，刷上花生油，用铲翻面，烙至两面微黄，即可。
功用	清热解毒，益气健脾。

方解	绞股蓝煎饼具有清热解毒、益气健脾之功用。方中绞股蓝味苦、微甘，入脾经能益气健脾，入肺经能清热解毒止咳，其性偏寒，兼能生津止渴。现代药理研究也证实了绞股蓝具有降血脂、抗衰老等多种功用。适用于咳嗽、脾胃虚弱、痰湿内盛者。

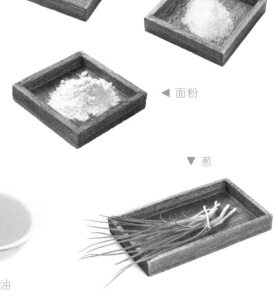

▼ 盐

▼ 白糖

◀ 面粉

▼ 葱

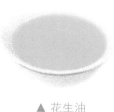

◀ 鸡蛋

▲ 花生油

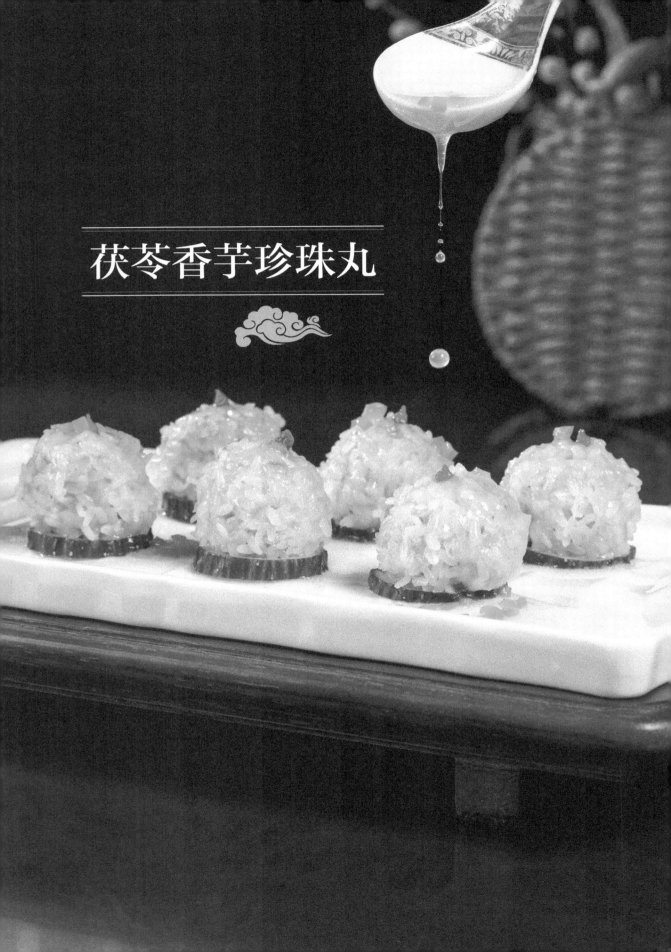

茯苓香芋珍珠丸

原料　珍珠糯米 200 克，茯苓粉 20 克，香芋 100 克，老南瓜 150 克，半肥瘦猪肉 100 克，枸杞子、生姜、葱、蒜、麻油、胡椒粉、淀粉、鸡粉、蚝油、料酒、盐适量。

制作　珍珠糯米提前 2 小时用清水浸泡，芋头剁成米粒大小，南瓜切成厘料见方，猪肉剁碎，姜、蒜剁成蓉，备用。把姜蓉、蒜蓉、胡椒粉、淀粉、蚝油、麻油、鸡粉同碎肉一起搅拌打成肉泥，再放入茯苓粉和芋头搅拌均匀。糯米捞起沥干，取适量肉馅把南瓜粒包好后在糯米上滚，使糯米均匀裹在肉馅上形成丸子，上蒸笼隔水蒸 25 分钟。最后撒上葱花，上芡，并在每颗丸上放一粒枸杞子配色，即可。

功用　补中益气，健脾宁心。

方解　茯苓香芋珍珠丸具有补中益气、健脾宁心之功用。方中茯苓味甘淡，性平，健脾利尿、宁心安神；糯米性温，补中健脾益气；南瓜、香芋性平，均健脾补虚。适用于脾胃虚弱、心神不宁、失眠多梦者。

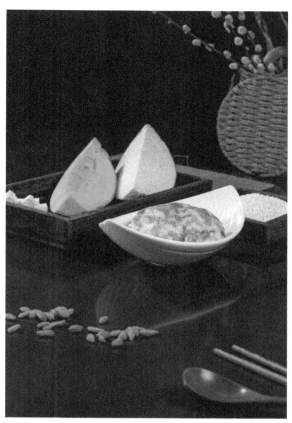

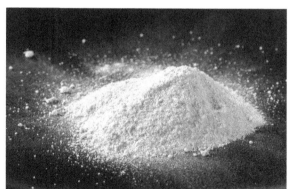

▲ 茯苓粉

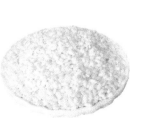

▲ 珍珠糯米

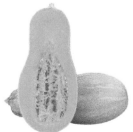

▲ 老南瓜